GUIDE MÉDICAL AU CONGO

MACON, PROTAT FRÈRES, IMPRIMEURS

A MONSIEUR KERMORGANT,

*Président du Conseil supérieur de santé des Colonies,
Inspecteur général du Service de santé.*

*Témoignage de profonde reconnaissance
et de profond respect.*

Dr A. DUVIGNEAU.

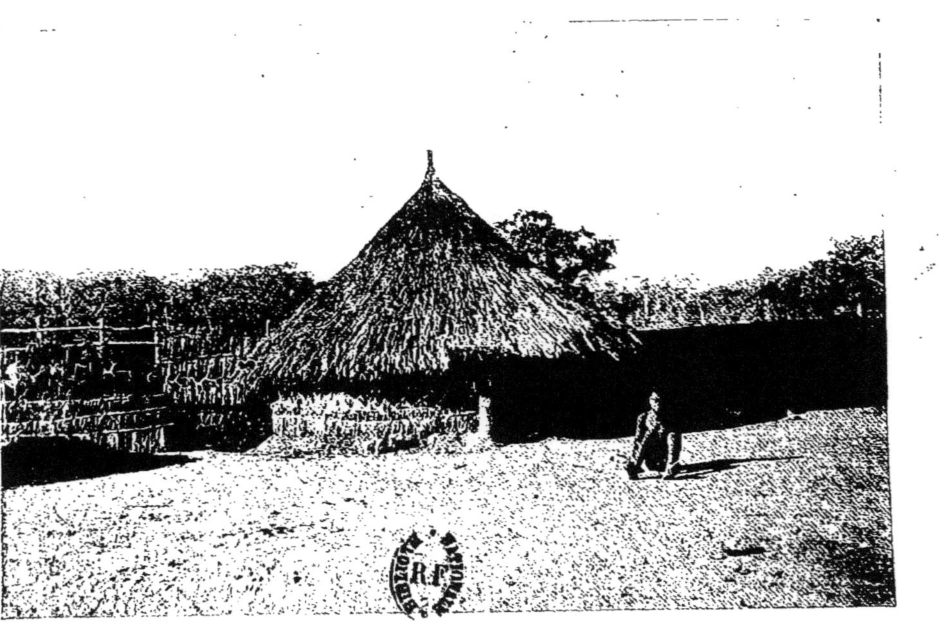

Carnot (Haute-Sanga). — Une case de miliciens.

GUIDE MÉDICAL

AU CONGO

ET DANS L'AFRIQUE ÉQUATORIALE

A L'USAGE

DES FONCTIONNAIRES ET DES COLONS

APPELÉS A RÉSIDER

dans les postes dépourvus de médecin

PAR

Le Dr DUVIGNEAU,

Médecin principal des Colonies, Ancien chef
du service de santé au Congo français.

AVEC UNE CARTE ET DEUX PLANS

PARIS

AUGUSTIN CHALLAMEL, ÉDITEUR

RUE JACOB, 17

Librairie Maritime et Coloniale.

—

1900

GUIDE MÉDICAL AU CONGO

ET DANS L'AFRIQUE ÉQUATORIALE

A L'USAGE

DES FONCTIONNAIRES ET DES COLONS

APPELÉS A RÉSIDER

dans les postes dépourvus de médecin.

CHAPITRE PREMIER

CONSIDÉRATIONS D'HYGIÈNE

« La grande préoccupation des personnes qui s'intéressent à l'avenir de nos colonies a toujours été d e mettre tout en œuvre, pour conserver la santé à l'Européen qui s'expatrie, soit pour la mise en valeur de notre domaine colonial, soit pour sa défense. Lui permettre un séjour aussi prolongé que possible dans les régions tropicales, sans qu'il ait trop à souffrir d'un climat qui n'est pas le sien, tel est le but à poursuivre. Malheureusement on oublie trop souvent que l'homme est comme la plante, transportée hors de son lieu d'origine, et que, pour l'acclimater sur un sol nouveau, on ne saurait l'entourer de trop de soins. » (Docteur Kermorgant, Inspecteur Général du Service de Santé des Colonies, *Annales d'hygiène et de médecine coloniale*, t. II, p. 345.)

Nous avons pu nous convaincre souvent de la justesse de ces observations et, c'est après avoir constaté fréquemment combien nos colons et nos fonctionnaires se soucient peu des règles les plus élémentaires de l'hygiène que nous avons écrit, à la demande de plusieurs d'entre eux, les lignes qui suivent.

Nous n'avons eu en rédigeant ce guide qu'une seule pensée, leur permettre de ne pas pêcher par ignorance en les mettant en garde contre les dangers auxquels ils s'exposent chaque jour et qu'il est en leur pouvoir d'éviter.

Tel est le but que nous nous sommes proposé ; si nous ne l'avons pas entièrement atteint, nous espérons, du moins, avoir fait œuvre utile.

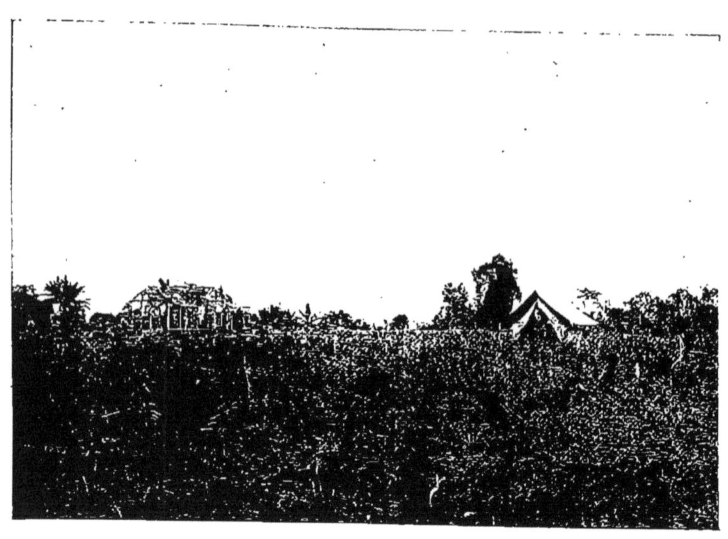

Les débuts d'un colon au Congo français.

§ 1. — *Le climat.*

La réputation d'insalubrité qui a été faite au climat du Congo français est, à notre avis, exagérée.

Cette colonie, en effet, bien que placée sous l'équateur, présente, dans la plus grande partie des régions qui la composent, des conditions climatologiques au moins aussi avantageuses que celles que l'on trouve dans plusieurs de nos possessions occupant une latitude plus élevée.

Grâce aux vents régnants sur le littoral et à l'altitude des régions, dans l'intérieur, les variations thermiques nyctémérales sont, pendant presque toute l'année, assez considérables pour que l'organisme puisse compter sur le repos de la nuit qui lui est nécessaire.

Pendant la saison sèche le degré d'humidité s'abaisse, en général, sensiblement et la chaleur du jour est tempérée par les nuages qui couvrent le ciel, la plupart du temps.

On a pu dire, non sans raison, que la fraîcheur, au Congo, est plus à craindre que la chaleur (A. Sims).

La saison sèche, qui dure de deux à quatre mois, selon les régions, offre à l'Européen des facilités d'acclimatation particulières.

Si, jusqu'ici, on a été porté à apprécier d'une façon trop partiale la valeur sanitaire de notre grande colonie africaine c'est, peut-être, parce que l'on n'a pas assez tenu compte de considérations, dont l'importance est suffisante, cependant, pour atténuer singulièrement les responsabilités qui pèsent sur le climat ; c'est que l'on a oublié et que l'on oublie trop encore que ce climat, malgré les désavantages qu'il ne possède pas, n'en est pas moins un climat équatorial et que les libertés qui, sans préjudice immédiat pour la santé, peuvent être tolérées en Europe, vis-à-vis de l'hygiène, deviennent de graves licences dans les pays chauds, quels qu'ils soient.

Convient-il, par exemple, de soumettre de tout jeunes gens, chez lesquels le travail de croissance est en pleine activité, aux fatigues et aux privations qu'entraînent fatalement, dans un pays neuf, les obligations multiples auxquelles doivent répondre les fonctionnaires ou les colons?

N'est-il pas vrai, aussi, que beaucoup d'Européens affectent une trop grande indifférence à l'égard du danger que présentent les causes morbifiques le plus à redouter (soleil, marécage) et que le scepticisme de ces Européens en matière d'hygiène ne sert, souvent, qu'à excuser une foule d'imprudences ou d'excès qui, s'ils ne font pas de victimes, à brève échéance, favorisent, au moins, dans l'organisme, l'établissement de maladies chroniques rendant, au bout de peu d'années, la résistance au climat impossible?

Est-il moins vrai que d'autres Européens, en plus petit nombre, toutefois, sont timorés outre mesure et confient à des préjugés ridicules le soin de les défendre contre les atteintes de la fièvre bilieuse hématurique ou de l'accès pernicieux ?

Ne faut-il pas citer, enfin, ceux qui, en possession de maladies générales, héréditaires ou acquises, offrent aux agents pathogènes un terrain spécialement bien préparé?

Si à ces considérations nous ajoutons la défectuosité des installations et de l'alimentation ; enfin, une compréhension fausse du rôle que l'immigrant (le colon surtout) doit remplir, on voudra bien admettre que le climat peut souvent, être accusé de méfaits dont il n'est responsable qu'à un faible degré.

L'hygiène, dont l'importance est déjà mise en évidence, fera au Congo français, si elle occupe dans l'esprit de chacun la place qui lui est due, ce qu'elle a déjà fait dans d'autres colonies, en Cochinchine, par exemple, où elle a réduit le taux de la mortalité, chez les Européens, au dixième de ce qu'il était au moment de l'occupation. Aussi, souhaitons-nous que tout Européen appelé à séjourner au Congo reste bien pénétré de la vérité contenue dans les paroles suivantes :

« *L'hygiène est aussi supérieure à la médecine curative que de bonnes lois le sont aux sentences judiciaires. La vie aux pays chaux dépend, en effet, plus des précautions que des remèdes.* » (Thévenot, *Traité des maladies des Européens dans les pays chauds.*)

D'une façon générale, le climat du Congo français est caractérisé par l'élévation de l'humidité et de la chaleur, par l'état électrique et des orages torrentiels.

L'occupation des vastes territoires que comprend la colonie est trop récente pour qu'il soit possible, actuellement, de donner la valeur exacte du climat de chaque région du Congo. On sait. seulement, qu'en dehors de l'humidité qui est forte partout, il existe des différences sensibles entre le climat du Gabon et de l'Ogooué et celui

de l'Oubanghi et de la Haute-Sanga, surtout au point de
vue du régime des saisons.

Nous allons essayer de traduire, aussi fidèlement que
possible, ces différences en nous appuyant sur les renseignements que M. Liotard, gouverneur des colonies, a
bien voulu mettre à notre disposition et sur ceux qui
nous ont été gracieusement fournis par MM. Fourneau,
administrateur des colonies; le docteur Cureau, médecin
de 1re classe des colonies, et Blom, administrateur colonial,
ancien administrateur de la Sangha. Nous avons consulté,
également, les *Annales du Bureau central de météorolo-
gie* et le remarquable travail présenté en Belgique, au
Congrès d'hygiène et de climatologie médicale (année
1897) par la commission chargée des études relatives à
l'hygiène et à la climatologie médicale de l'État indépendant du Congo.

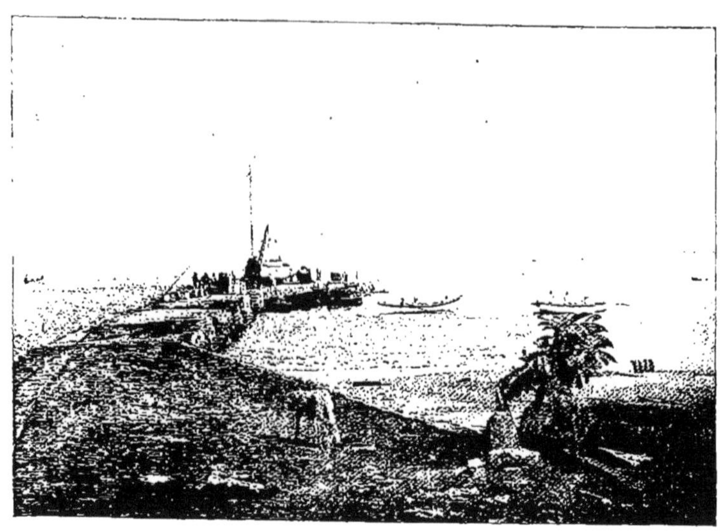

La jetée.

LIBREVILLE

Longitude 7° 6′ E. ; latitude 0° 23′ N. ; altitude 32 mètres.

Le chef-lieu du Congo français est placé sur la rive droite de l'estuaire du Gabon qui, à ce niveau, mesure sept milles de large.

La ville s'étend de la rivière de Pyrrha à la rivière de Louis sur une longueur de trois kilomètres, environ. Ses limites, en profondenr, ne dépassent pas un kilomètre.

Les habitations européennes et indigènes sont édifiées sur des collines irrégulièrement disposées et dont la hauteur moyenne est de vingt mètres au-dessus du niveau de l'estuaire.

Les bâtiments de l'Administration se trouvent, en grande partie, sur la colline appelée le *plateau*.

Les factoreries sont établies près de la rive de l'estuaire.

Les bas-fonds qui séparent les collines et ceux que l'on rencontre encore près de l'estuaire constituent un dangereux voisinage pour les habitations. Quelques-uns ont été drainés et heureusement transformés en jardins ou en plantations (Kerellé, pénitentier, milice, jardin d'essai).

Le terrain est argilo-sablonneux au sommet et sur le flanc des collines. En divers points existent des émergences de limonite spongieuse de couleur rouge brun, quelquefois jaunâtre.

Les bas-fonds sont occupés par des dépôts formés, en grande partie, d'humus, de sable et d'argile enlevés aux pentes par les eaux pluviales. La végétation y est généralement très dense et très puissante.

La crête des plateaux est garnie d'arbres fruitiers (manguiers, avocatiers, atanga etc.), et de plantations indigènes (bananiers, manioc).

Saisons. — Il existe deux saisons bien tranchées :

La *saison sèche* commence dans la deuxième quinzaine de mai et prend fin vers le 15 septembre.

La *saison des pluies* est généralement établie dans la deuxième quinzaine de septembre et se termine vers le 15 mai.

Il y a, en outre, une petite saison sèche dont la durée est assez variable. Cette saison débute, ordinairement, vers la fin du mois de décembre et comprend une partie du mois de janvier.

C'est en octobre et en novembre que l'on compte le plus de jours de pluie. C'est en mars et en avril que la quantité de pluie, en 24 heures, peut atteindre son maximum, par suite des fortes et longues averses qui accompagnent les orages fréquents à cette époque de l'année.

Du 7 au 8 avril 1899, il est tombé 166^{mm}7 de pluie.

Observations météorologiques. — Moyenne de trois années
(1896-97-98).

MOIS	TEMPÉRATURE moyennes mensuelles		NOMBRE de jours de pluie	Quantité de pluie exprimée en millimètres	REMARQUES
	minima	maxima			
Janvier ...	23.68	31.25	11	216.16	Température
Février ...	23.42	31.27	10	147.0	moyenne annuelle
Mars .. .	23.19	31.96	13	249.5	26°43
Avril......	23.26	32.02	14	302.26	
Mai.......	23.08	3.25	9	166.6	
Juin......	21.06	29.97	1	0.7	
Juillet	20.17	28.8	1	5.6	
Août......	20.86	29.13	4	20.5	
Septembre	21.89	29.60	14	179.8	
Octobre ..	22.3	29.91	24	361.75	
Novembre	22.31	30.74	23	430.5	
Décembre	22.50	30.60	14	312.2	
Moyenne	22.31	30.55	Tot. 138	2392.02	

Température. — La température moyenne annuelle
est de 26°43.

Les plus hautes températures ont été observées en
mars et en avril (34° et 34°5) ; les plus basses, en juin,
juillet et août (17°).

Tornades et orages. — Les tornades sont observées
en mars, avril et mai. Elles viennent de l'est et du nord-
est.

Des orages font parfois leur apparition en novembre
et en décembre.

Vents régnants. — Le vent souffle ordinairement du
S. et du S.-S.-E. jusqu'à onze heures du matin et se
fixe à l'W.-S.-W. dans l'après-midi.

Pendant la saison sèche, les vents d'ouest et de nord-
ouest dominent à partir de midi.

Le matin et la nuit, les calmes sont généralement de courte durée. La brise se lève au moment de la marée montante.

La hauteur barométrique reste voisine de 760 millimètres, pendant toute l'année.

Il n'y a pas de barre à redouter dans l'estuaire, mais les courants et contre-courants y sont assez violents.

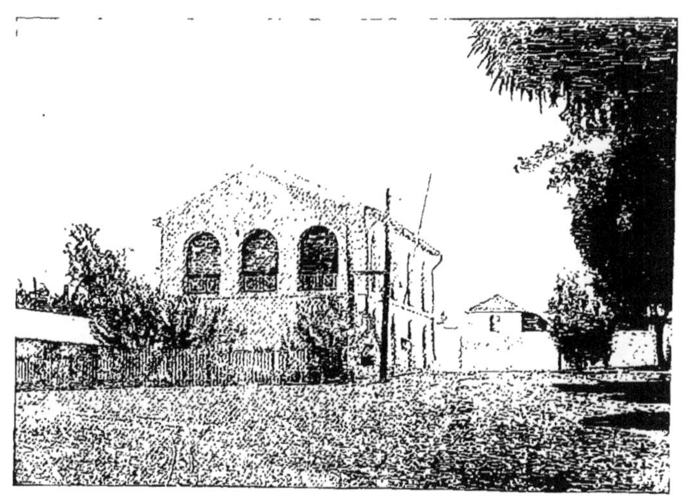

Libreville. — Postes et télégraphes.

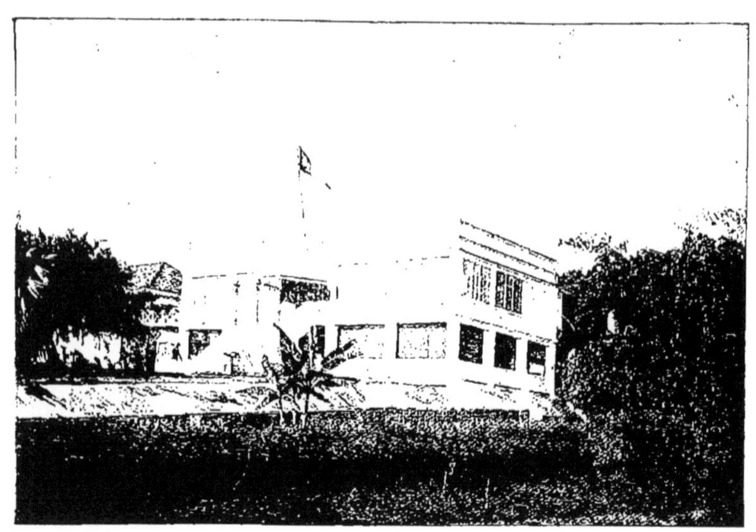

Libreville. — Habitation du Lieutenant-Gouverneur.

LOANGO

Longitude 9° 25′ E. ; latitude 4° 38′ S. ; altitude 40 mètres
(au poste).

Les renseignements qui suivent sont empruntés à la relation
du docteur Gros (*Loango, les Bavilis et la colonisation européenne.
Arch. méd. navale*, 1889).

Le poste de Loango est placé sur une colline, au fond
de la baie de Loango qui commence à 25 kilomètres, au
nord, à l'embouchure du Kouilou et se termine, au sud,
à la pointe indienne.

La colline sur laquelle s'élèvent les habitations européennes a 40 mètres de hauteur, au niveau du poste et
de 50 à 60 mètres à l'endroit appelé pavillon n° 1.

Du côté nord, près de la rive gauche du ruisseau
Matombe, se trouvent des marais, couverts de hautes
herbes, qui ne présentent aucun danger pour les habitants à cause de l'état boisé des plaines qui les entourent

et de la direction des vents dominants. Il n'en est pas de même du marais Lubinda qui s'étend à l'est et au sud du poste jusqu'à une petite distance de la pointe indienne. Ce marais est un des foyers malariens les plus dangereux de la région.

Du ruisseau Matombe à la pointe indienne s'étend une langue de sable qui se modifie constamment et qui limite une lagune communiquant avec la mer en un point très variable.

Une végétation abondante couvre les versants des hauteurs et les vallons. Des manguiers garnissent la crête des plateaux.

« De la latérite rouge, résultat de la désagrégation fine des roches primitives, donne aux collines un sol très perméable. Une assise de roches roses ou rougeâtres, faciles à couler en briques qui durcissent à l'air, soutient, du côté de la mer, la couche perméable du monticule. Les blancs utilisent cette pierre pour en faire les fondations de leurs demeures. Au niveau de cette couche jaillissent de nombreuses sources d'eau fraiche et limpide, très agréable, qui peut être conservée longtemps sans subir d'altération.

« C'est à ces sources que colons et fonctionnaires la font prendre pour leurs usages. Sur le bord droit du ruisseau Matombe, on trouve, au milieu d'un sable grossier, d'assez gros fragments de silice ; enfin, la plaine de Lubu ainsi que la pointe noire est tout entière couverte de sable noir. » (Dr H. Gros, *Loango, les Bavilis et la colonisation européenne.*)

Saisons. — On distingue une *saison sèche* qui commence à la fin d'avril ou dans la première quinzaine de mai et cesse vers le 15 octobre.

Une *saison des pluies* qui dure du mois d'octobre au mois d'avril, mais qui est interrompue par une petite saison sèche comprenant une partie de décembre et de janvier.

Ces saisons sont moins régulières qu'au Gabon. Certaines années sont remarquables par la sécheresse. Ainsi la quantité de pluie tombée en 1875 a été de 1^m 578 et en 1877 de 0^m 300 seulement. Du mois de mai 1884 au mois de février 1885, il n'y a pas eu une seule pluie.

Les mois d'octobre et de novembre sont beaucoup moins pluvieux qu'à Libreville.

Observations météorologiques faites par MM. Fourneau et Roques. Année 1895 (avril-décembre).

MOIS	TEMPÉRATURE moyennes mensuelles		NOMBRE de jours de pluie	Quantité de pluie exprimée en millimètres	REMARQUES
	minima	maxima			
Janvier ...	..	..	..	..	Maximum moyen = 27°6
Février ...	..	..	..	..	Minimum moyen = 21°2
Mars	..	..	..	..	Moyenne = 24°1
Avril	23.4	30	9	118.7	
Mai.......	23.0	29.1	8	98.2	
Juin......	19.9	26.5	0	0	
Juillet	17.8	24.5	0	0	
Août	18.4	25.3	0	0	
Septembre	20.5	26.5	2	2.0	
Octobre ..	22.4	28.3	12	68.3	
Novembre.	22.8	29.4	19	166.7	
Décembre.	22.7	28.3	22	221.0	

Température. — La température est sensiblement moins élevée à Loango qu'à Libreville ou, du moins, les variations nyctémérales sont plus étendues. En mars 1888, la température était fréquemment de 34 degrés à midi, tandis que le matin, vers six heures, après la pluie et l'orage, le thermomètre descendait à 22 degrés. En juin, juillet et août, elle peut descendre jusqu'à 13 degrés pendant la nuit (H. Gros).

Orages. — Au mois de février, les orages sont ordinairement fréquents, de longue durée et accompagnés d'averses abondantes.

Vents. — Pendant la saison sèche les vents dominants sont ceux du sud ou du sud-ouest dans l'après-midi, ils sont portés au sud-est le matin ou pendant la nuit.

Pendant la saison des pluies, la direction de la brise est un peu plus variable. Elle souffle parfois de l'est et du nord-est, mais n'est violente qu'au moment des tornades.

Pendant la période des chaleurs, la mer est calme ; pendant la saison sèche, elle est agitée, brise souvent à la plage, ce qui la rend dangereuse (*calemna*).

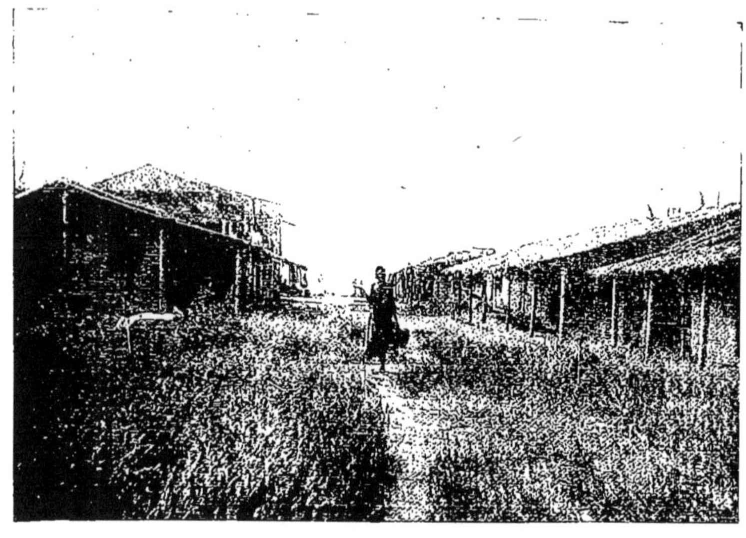

Libreville. — Cases indigènes (village de Pirrha).

SAINTE-CROIX DES ESHIRAS

Longitude 8° 15′ E.; latitude 1° 33′ S.; altitude 250 mètres.

Station occupée par des Pères de la Mission du Saint-Esprit et située dans une région montagneuse, à 100 kilomètres, environ, de Fernand-Vaz.

Saisons. — La succession des saisons est à peu près la même qu'à Libreville. Il existe deux saisons bien distinctes.

La saison sèche qui commence en mai et finit en septembre.

La saison des pluies qui s'établit en octobre, c'est-à-dire un mois plus tard qu'à Libreville, et qui cesse en mai.

La petite saison sèche comprend une partie du mois de décembre et une partie du mois de janvier.

Les pluies sont un peu plus abondantes pendant les trois premiers mois de l'année.

Température. — Pendant la saison des pluies et, principalement, pendant les mois de février, mars et avril, les moyennes mensuelles maxima sont un peu plus élevées qu'à Libreville, mais les moyennes minima le sont sensiblement moins.

Observations météorologiques faites par le P. Buléon.
Moyennes de deux années (1896-1897).

MOIS	TEMPÉRATURE moyennes mensuelles		NOMBRE de jours de pluie	QUANTITÉ de pluie exprimée en millimètres
	minima	maxima		
Janvier..........	22.51	31.99	15	281.15
Février..........	22.26	32.63	15	304.0
Mars............	21.99	32.72	18	452.2
Avril............	22.17	32.95	16	237.9
Mai.............	22.13	30.92	8	90.7
Juin	19 28	28.36	0	0
Juillet..........	18.75	28.0	0	0
Août............	18.65	28.8	2	2.4
Septembre	21.10	29.85	5	43.9
Octobre.........	21.52	31.14	15	193.6
Novembre......	21.83	31.14	17	304.6
Décembre	21.17	31.76	11	240.2
Moyenne...	21.2	30.8	Total 122	Total 2150.65

La plus haute température observée a été 36°2, le 2 avril 1896, et la plus basse 14° 3, le 7 août de la même année.

L'écart moyen entre les minima et les maxima est de 10° pour la période pluvieuse (octobre-mai) et 9°02 pour la saison sèche.

Brouillards. — Les brouillards apparaissent souvent de septembre à mai, le matin, ordinairement.

Orages. — Les orages sont fréquents pendant les mois de février, mars et avril.

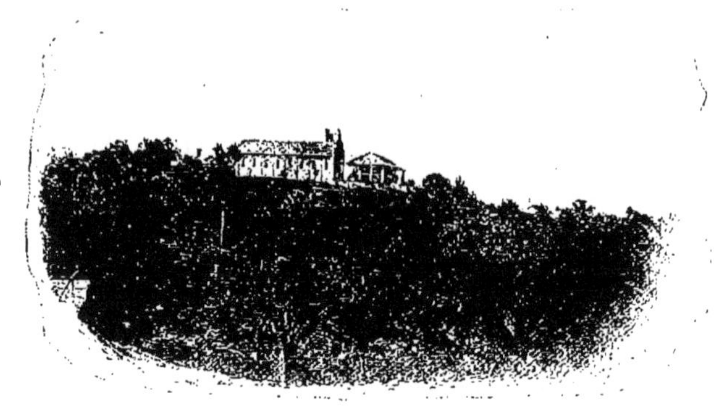

Lambaréné. — Mission catholique.

LAMBARÉNÉ

Longitude 7°58′ E.; latitude 0°35′ N.; altitude 40 mètres.

Poste situé sur la rive droite de l'Ogooué, à 220 kilomètres du Cap Lopez et à 90 kilomètres de N'Djolé.

Lambaréné est séparé de Libreville par une distance de 150 kilomètres (voie de l'estuaire et de la Ramboé).

Au niveau du poste, le fleuve Ogooué mesure 1.200 mètres de large, environ.

Les habitations de l'administrateur qui réside à Lambréné et des colons sont en bois. La ventilation y est mal assurée à cause de leur situation. Les bâtiments de la mission catholique, élevés sur une colline à peu de distance du fleuve, sont dans des conditions hygiéniques bien plus avantageuses. Ces bâtiments sont en bois et en briques.

Le poste est entouré de collines boisées.

Le terrain est composé de latérite. Un massif granitique existe près de la mission protestante, située à peu de distance de Lambaréné, sur la rivière des Adioumba qui n'est qu'un bras de l'Ogooué.

De nombreux marécages se trouvent sur la rive gauche du fleuve.

Une source, près de la résidence de l'administrateur, fournit aux Européens de l'eau de bonne qualité.

Populations indigènes : Galoas et Pahouins.

Saisons. — Les renseignements que donnent les observations faites par M. Delavoipière, du mois de mai au mois de décembre 1894, montrent que la saison sèche et la saison des pluies, dans sa première partie, ont des allures analogues à celles des mêmes saisons à Libreville. Cependant, de l'avis de ceux qui ont habité l'Ogooué pendant plusieurs années, la saison sèche aurait des caractères moins bien tranchés qu'au chef-lieu de la colonie. A Lambaréné et à N'Djolé il n'y a jamais de mois sans pluie.

MOIS	TEMPÉRATURE moyennes mensuelles		Nombre de jours de pluie	Quantité de pluie exprimée en millimètres	REMARQUES
	minima	maxima			
Janvier...	..	..	..	..	
Février...	..	..	..	..	
Mars	..	..	..	..	
Avril	..	..	..	..	
Mai.......	22.28	30.98	11	109.9	
Juin	20.20	28.94	2	15.5	Dans la nuit du 16 au 17
Juillet....	19.22	28.20	3	2.0	juin, dépôt considérable de
Août	19.69	29.74	6	4.1	rosée.
Septembre	20.52	29.18	7	49.3	
Octobre...	22.62	30.45	23	396.2	
Novembre.	22.30	30.11	21	325.2	
Décembre.	23.16	31.16	13	114.5	

Température. — La température observée à Lambaréné de mai à décembre est la même, à peu de chose près, que celle constatée à Libreville pendant les mêmes mois.

La plus haute température observée a été 33 degrés les 2 et 6 mai, et la plus basse 17 degrés, les 4, 5 et 6 août.

Vents. — Les vents dominants sont ceux de S. et S.-E. Dans l'après-midi, la brise se fixe parfois au S.-W. ou à l'W.-N.-W. Les calmes sont fréquents le soir.

Orages. — Les orages sont peu nombreux, pendant les premiers mois de la saison des pluies.

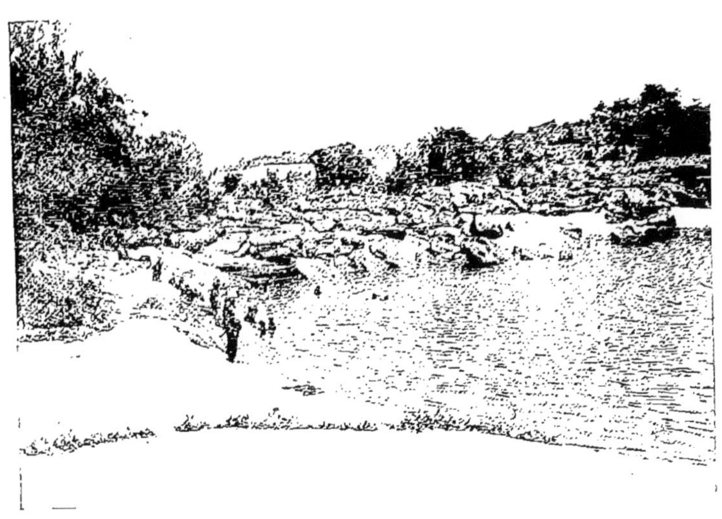

Bords du Stanley-Pool.

BRAZZAVILLE

Longitude 12° 56′ 10″ E. ; latitude 4° 17′ 9″ S. ; altitude à la rive du
Stanley-Pool 287 mètres, à la station 320 mètres.

Le poste de Brazzaville est situé sur la rive nord du
Stanley-Pool, presque en face de Léopoldville. Ce poste
est appelé à prendre une grande importance à cause de
sa situation par rapport aux vastes régions que nous
occupons dans l'Afrique centrale. Il est, en effet, le
centre du transit de l'Oubanghi, de la Sangha et du
Chari.

Le plateau sablonneux sur lequel le poste est construit s'élève à une trentaine de mètres au-dessus du
niveau du fleuve.

« Un grand clapier contourne la partie sud-ouest du
plateau par laquelle on accède au poste. Son voisinage
ne paraît pas, d'ailleurs, présenter d'inconvénients sérieux,
car c'est de juin à novembre que la vase y est découverte

et c'est à cette époque de l'année que les cas de fièvre sont les moins nombreux.

« Le personnel de la flottille du Haut-Oubanghi et les ouvriers mécaniciens sont logés au port, à douze cents mètres, environ, du poste. Les habitations sont construites sur le bord du fleuve, sur un plan élevé seulement de quelques mètres au-dessus de son niveau. Quatre maisons de commerce, dont deux françaises, une belge et une hollandaise, sont également établies sur la rive.

« De tous les établissements de Brazzaville, la mission catholique, située sur une hauteur, loin de tout marécage et à six ou sept cents mètres du bord du fleuve, est le mieux partagée. De juin à novembre, en effet, le fleuve baisse de niveau et laisse à découvert sur la rive des bancs de vase qui peuvent constituer, pour les Européens logés au port et pour ceux des maisons de commerce, des foyers d'infection. » (D* Foutrein, *Rapport médical*, 1898.)

Le terrain .est formé de dépôts alluvionnaires, renfermant des cailloux roulés, en petite quantité.

Les saisons sont irrégulières, à Brazzaville. Certaines années sont particulièrement pluvieuses, d'autres, au contraire, sont remarquables par l'importance de la saison sèche. Ainsi, en 1896, la quantité de pluie tombée fut très faible du mois de juin au mois de janvier. On peut néanmoins distinguer :

Une *saison des pluies* débutant en octobre et prenant fin dans la deuxième quinzaine du mois de mai ou dans la première quinzaine du mois de juin. Cette saison est interrompue par une *petite saison sèche*, qui mériterait plutôt le nom de *saison des moindres pluies* et qui peut comprendre une partie du mois de décembre, le mois de janvier et, quelquefois, une partie du mois de février.

C'est en novembre, mars et avril, que les précipitations atteignent leur maximum. En 1894, au mois de novembre, la quantité de pluie tombée s'éleva à 402^{mm}2 et le maximum en 24 heures fut représenté par 121^{mm}5. Pendant le dernier trimestre de cette même année, le nombre moyen des jours de pluie a été de 12 chaque mois.

Une *saison sèche* qui s'étend du commencement de juin à la fin de septembre. Cette saison peut être beaucoup plus courte. En 1892, les premières pluies firent leur apparition à la fin du mois d'août.

RÉSUMÉ DES OBSERVATIONS MÉTÉOROLOGIQUES
Faites par le Dr Cureau.

Décembre 1893 à mars 1894 :
- Moyenne des maxima thermiques, 32°8.
- — minima — 23°.
- Hauteur barométrique moyenne, 734^{mm}5.
- Hauteur moyenne des pluies tombées, 68^{mm}7.

Mars à mai 1894 :
- Moyennes des maxima thermiques, 33°8.
- — minima — 21°8.
- Hauteur barométrique moyenne, 735^{mm}8.
- Hauteur moyenne des pluies tombées, 217^{mm}.

Observations météorologiques faites par M. Régnier,
administrateur colonial. — Année 1898.

MOIS	TEMPÉRATURE moyennes mensuelles		Quantité de pluie exprimée en millimètres	Nombre de jours de pluie	REMARQUES
	minimum	maximum			
Janvier 1898	21.6	»	331.2	11	Cinq orages, deux tornades.
Février.....	20.9	»	274.6	8	Six orages (un violent), deux tornades.
Mars.......	21.9	31	241.3	7	Quatre orages, trois tornades (deux violentes).
Avril.......	21.5	31	228.9	8	Six orages (un violent), cinq tornades (deux violentes).
Mai........	21.2	30	194.7	7	Quatre orages, trois tornades (deux violentes).
Juin........	17.3	29.3	»	»	Minimum absolu 13°9, le 29 juin, max. absolu 32°8 le 29 juin — 13 jours de rosée.
Juillet......	16.1	29.0	»	»	Minimum absolu 13°2, le 15 juillet. max. absolu 32°7, le 11 juillet.
Août.......	16.0	29.5	»	»	Minimum absolu 13°2, le 3 août, maxima. absolu 32°4, les 2 et 20 août.
Septembre.	18.3	31.0	19.3	3	Minimum absolu 15°1, le 3 septembre, maxim. absolu 38°1, le 20 septembre. — 3 tornades.

Température. — Les moyennes mensuelles atteignent
leur maximum pendant les mois de janvier, février,
mars et avril. En février 1892, il a été observé un maximum absolu de 38°, mais, à cette époque de l'année, les
variations thermiques nyctémérales sont, cependant, assez
étendues, 12 degrés en moyenne. Pendant la saison
sèche, ces variations sont encore plus considérables.
Voici ce que dit à ce sujet, M. P. Danzanvilliers, dans
une notice publiée dans les *Nouvelles géographiques* du
mois de septembre 1892 : « Pendant les saisons sèches,

le ciel est constamment couvert et les écarts de température sont relativement très sensibles : la température qui monte jusqu'à 35°, descend parfois jusqu'à 15°. Ces écarts sont très pénibles; j'en ai constaté un de 14°6 entre 6 heures du matin et 3 heures de l'après-midi, au mois d'août. »

Orages. — Les orages sont fréquents pendant les mois de janvier, mars, mai et octobre. Ils se produisent plutôt le soir que le matin et soufflent, généralement, du nord-est.

Brouillards. — Les brouillards sont peu nombreux.

Vents dominants. — Pendant la saison des pluies, le vent dominant est celui de N.-E. et pendant la saison sèche celui d'W.-S.-W. qui se fait sentir au lever et au coucher du soleil.

Humidité. — Sous l'influence des pluies et de l'évaporation que les hautes températures produisent à la surface du fleuve, considérablement élargi au niveau de Brazzaville (Stanley-Pool), le degré d'humidité reste très élevé pendant toute l'année. Cette humidité considérable est plus préjudiciable que la température à la valeur sanitaire de la localité.

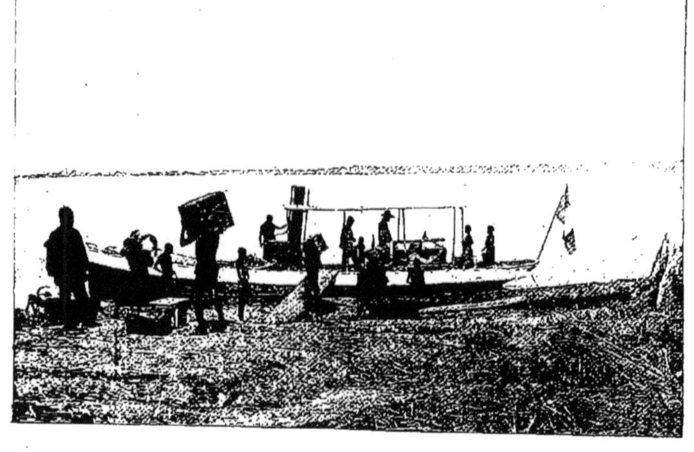

Stanley-Pool. — Un remorqueur.

OUESSO

Longitude 15° 32′ E. ; latitude 1° 37′ N. ; altitude 365 mètres.

Les renseignements qui suivent résultent d'observations faites par la mission Fourneau qui a séjourné deux mois à Ouesso (décembre-février 1899) ou sont tirés du rapport de la Commission belge au Congrès national de Bruxelles de 1897, sur le climat, la constitution du sol et l'hygiène de l'État indépendant du Congo.

Le poste d'Ouesso est situé au confluent de la Sangha et du N'Goko.

Le pays est plat ; les plaines voisines des rivières sont inondées pendant la saison des pluies.

Au niveau du poste, la Sangha mesure huit cents mètres de large.

Observations météorologiques.

MOIS	TEMPÉRATURES MOYENNES					Pressions moyennes		Nébulosité
	7 h. matin	midi	6 h. soir	maxima	minima	7 h. matin	6 h. soir	7 h. matin
Décembre . (du 12 au 31)	20.30	27.84	25.21	29.56	18.30	745.4 743.98	743.43 742.36	6.2 6.0
Janvier....	17.92	28.10	25.01	30.2	16.56			
Février.... (du 1er au 14)	19.82	28.06	26.44	30.04	18.94	744.04	742.73	5.6

Au mois de décembre, le **31**, la plus basse température observée a été 13°. A cette date l'écart entre les températures extrêmes s'est élevé à 17°.

Il y a eu du 12 au 31 décembre deux orages, cinq journées pluvieuses et six journées de brouillard.

En janvier, le minimum absolu de température 13° 4 a été observé le 9 janvier, le maximum absolu 32°6, le 22 janvier.

L'écart le plus considérable entre les températures a été de 17° 8, le 7 janvier.

Il y a eu, pendant le mois de janvier, deux orages et une violente tornade pendant laquelle il est tombé une petite quantité de grêle ; sept journées de pluie et vingt-quatre journées de brouillard, le matin.

La tornade a été observée le 14 janvier. Elle a été amenée par un fort vent de S.-E. La température, qui était de 32° au début de la tornade, est descendue à 21°6 à la fin.

Du 1er au 14 février, le minimum absolu de la température, 17° 4, a été observé le 1er février et le maximum absolu, 33° 2, le 8 février.

La variation la plus grande a été 14°2, le 8 février.

Pendant cette période, il y a eu quatre journée pluvieuses et douze journées de brouillards.

TEMPÉRATURE

MOIS	6 h.	14 h.	20 h.	MOYENNE	MAXIMUM MOYEN	MINIMUM MOYEN	MOYENNE	VARIATION MOYENNE	MAXIMUM ABSOLU	MINIMUM ABSOLU	VARIATION ABSOLUE
1893											
Octobre...	22.0	25.5	23.1	23.5	25.8	21.8	23.8	4.0	29.5	20.0	9.5
Novembre.	22.2	25.9	23.0	23.7	26.2	21.9	24.0	4.3	31.0	20.0	11.0
Décembre.	22.6	28.0	23.7	24.7	28.1	22.4	25.2	5.7	30.5	20.5	10.0
1894											
Janvier....	22.6	28.1	24.4	25.0	28.2	23.3	25.2	5.9	31.0	20.0	11.0
Février....	22.6	26.0	24.1	24.2	26.1	22.0	24.0	4.1	28.5	20.0	8.5
Mars......	23.0	27.8	25.0	25.3	27.9	22.4	25.1	5.5	30.0	20.5	9.5
Avril......	23.0	27.2	24.5	25.1	27.2	21.8	24.5	5.4	29.0	20.0	9.0

Les températures indiquées dans ce deuxième tableau sont, on le voit, en décembre, janvier et février, supérieures quand il s'agit des minima et inférieures quand elles intéressent les maxima aux températures inscrites dans le premier tableau. Ces différences trouvent une explication probable dans l'exposition défectueuse des thermomètres dans les secondes observations.

« La rivière Sangha a atteint cette année son niveau le plus élevé à la fin du moins d'octobre. Sa cote était 355 m. 75. Ce niveau, qui n'a pas été dépassé depuis plusieurs années, a été constaté d'une façon formelle à Ouesso, grâce à un repère naturel formé par une roche isolée qui se trouve sur la berge de la rivière, à proximité du débarcadère de la station. Le 16 décembre, la cote du niveau de la Sangha est 350 m. 50, le 4 février elle égale 349 m. 72. En cinquante jours le niveau de la rivière a donc baissé de 6 m. 03.

« D'autre part, et d'après des renseignements recueillis

auprès de M. Bungee, qui habite Ouesso depuis plusieurs années, le niveau des eaux les plus basses serait atteint dans le courant du mois de février $C = 348$ m. La différence entre les niveaux des plus hautes et des plus basses eaux serait donc de 7 m. 75.

« Une cinquantaine d'observations, faites à des heures différentes et en points quelconques, pendant les mois de janvier et de février, nous ont donné, comme moyenne de la température de la Sangha, 25° 32. Quelques observations faites dans le N'Goko, tributaire important de la Sangha, ont donné comme température moyenne de ce cours d'eau, 26° 6. » (Mission Fourneau, 1899.)

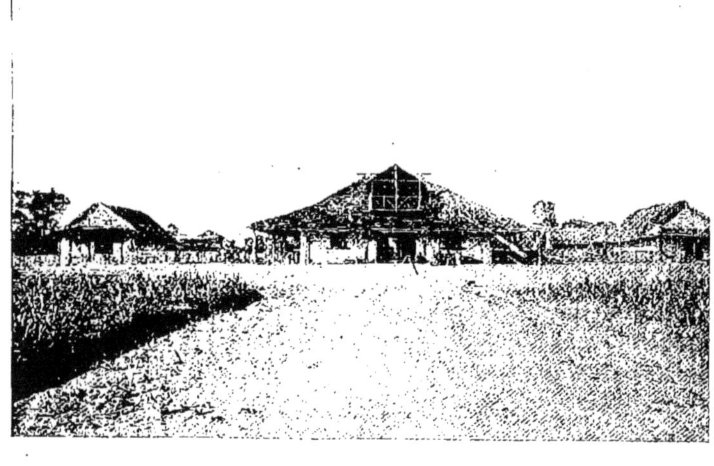

Carnot. — Résidence.

CARNOT

Longitude 13° 52' E. ; latitude 4° 46' N. ; altitude 460 mètres.

Les renseignements qui suivent nous ont été fournis par M. Blom, administrateur colonial.

Le poste de Carnot, situé sur la rive gauche de la Sangha, est construit sur une colline de 40 mètres de hauteur.

Le terrain est argilo-sablonneux, accidenté, la limonite s'y rencontre également. Des plantations indigènes et des forêts peu épaisses occupent les environs du poste.

Saisons. — On distingue deux saisons : 1° La saison des pluies qui débute au mois d'avril et prend fin au mois d'octobre.

Le mois de septembre est le mois pendant lequel les précipitations sont le plus importantes.

En général, la pluie tombe pendant la nuit.

2° La saison sèche qui s'étend de novembre à mars.

Température. — Pendant la saison des pluies, les moyennes des températures minima et maxima sont 18° et 28°. Pendant la saison sèche, la température maximum peut s'élever à 36° et la température minimum être de 12° seulement.

En décembre et en janvier la différence entre la température donnée par le thermomètre mouillé et celle fournie par le thermomètre sec peut atteindre 8°.

Orages. — Des orages violents sont observés pendant les mois de février et de mars.

Brouillards. — Pendant la saison sèche, les brouillards sont fréquents, le matin.

Vents. — Les vents dominants sont ceux de l'Est.

Régime des eaux. — Les eaux sont basses, dans la Sangha, du mois de janvier au mois d'août. Il peut arriver que, pendant ce dernier mois, les eaux soient très hautes.

Le niveau le plus élevé de la rivière est observé à la fin d'octobre et le niveau le plus bas en janvier ou février.

Population. — Au voisinage du poste dans un rayon de dix kilomètres, sont établis quatre ou cinq mille indigènes (*Bayas*). Il y a un millier de Haoussas, colons ou commerçants.

Cultures indigènes. — Manioc, maïs, mil, sésame.

Alimentation. — Bœufs domestiques, provenant du nord; cabris et moutons en petite quantité, beaucoup de poulets et de pintades, peu de gibier, en général. Le poisson de la Sangha est bon et existe en grande quantité, mais il est assez difficile de s'en procurer auprès des pêcheurs indigènes qui ne le vendent pas volontiers.

Avant notre arrivée dans le pays, le citronnier, le papayer et l'ananas y avaient déjà été importés. Certains légumes de France poussent très bien, la salade, les tomates et surtout les haricots.

L'eau qui sert à l'alimentation est excellente. Au nord

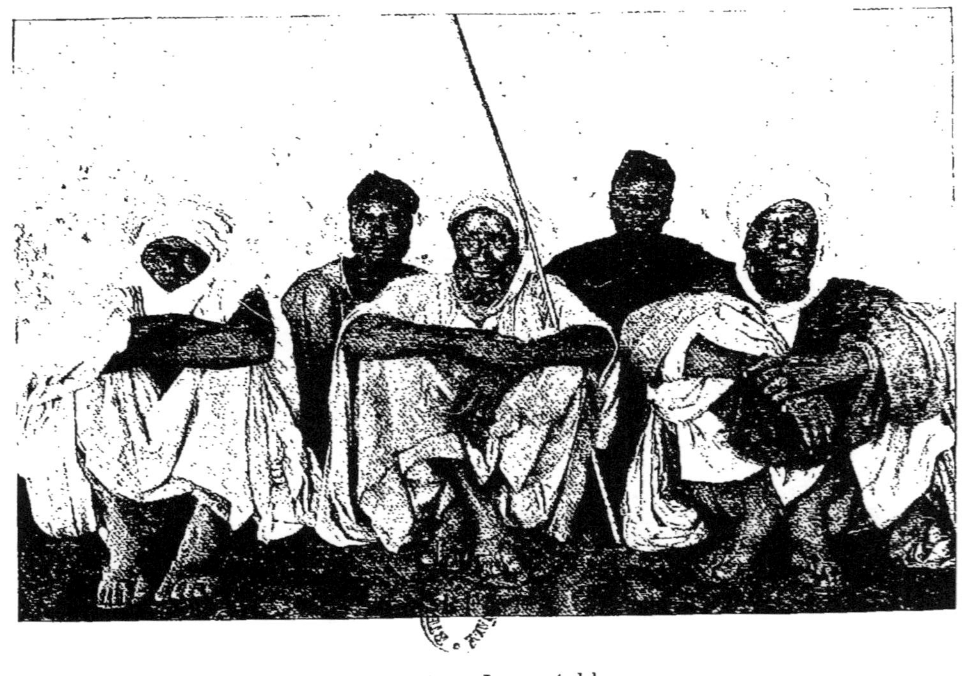

Carnot. — Les notables.

et au sud du poste, à peu de distance, il existe plusieurs sources dont quelques-unes sont ferrugineuses.

Pour compléter les renseignements météorologiques sur la région dont nous venons de nous occuper, nous ne saurions mieux faire que de citer l'opinion de M. P. Savorgnan de Brazza, au sujet du climat du bassin supérieur de la Sangha.

« Le pays jouit, contrairement aux autres régions du Congo français, d'un climat se rapprochant, sous beaucoup de rapports, de celui de la zone tempérée et se prête ainsi à une véritable colonisation par les Européens.

« Cette affirmation, qui semble démentie par la position géographique, peut s'expliquer par l'élévation générale de la contrée et par des conditions climatologiques spéciales, résultant du jeu des courants atmosphériques entre la région humide des forêts équatoriales et les grands espaces découverts de la zone saharienne.

« Ce fait est confirmé matériellement par les modifications que présente la végétation.

« La disparition complète, par 4°20 de latitude nord, du palmier à huile (*elœis guineensis*), la plante typique des climats équatoriaux et intertropicaux, suivie bientôt de celle du bananier et du manioc, place la contrée au point de vue du climat par une latitude plus haute que celle du Sénégal, tandis que l'apparition du blé par 6° de latitude commence à rattacher le pays aux climats tempérés.

« Le régime des saisons perd le caractère des grandes pluies équatoriales sans acquérir celui de l'hivernage de six mois des tropiques. L'atmosphère est généralement pure et même pendant le mois de septembre, mois le plus pluvieux de l'année, l'air n'est pas chargé d'humidité.

« La température moyenne annuelle est de 23°8 à Bania, à 440 mètres au-dessus du niveau de la mer. Elle diminue rapidement à mesure que le terrain s'élève et que l'on remonte vers le nord.

« La variation entre la température maximum de la journée et celle minimum de la nuit est toujours assez sensible. Elle est actuellement de 18° à 27°. »

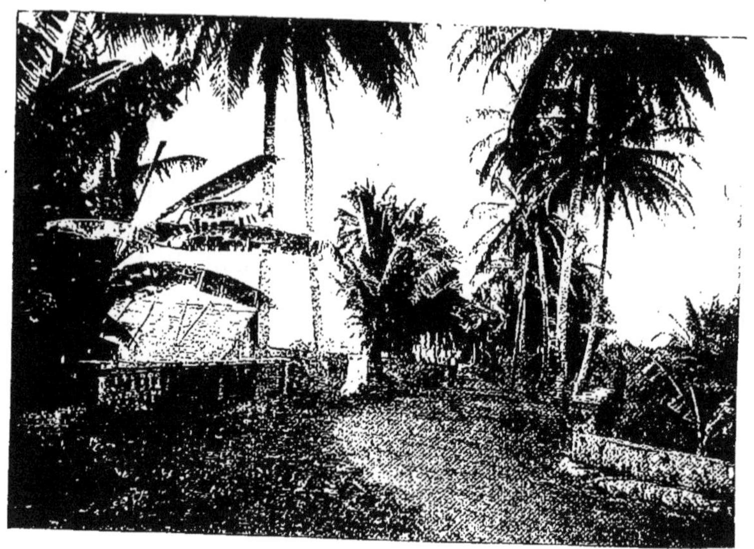

Route de Libreville à Louis.

LIRANGA (SAINT-LOUIS)

Longitude 15° 18′ E. ; latitude 0° 40′ S. ; altitude 320 mètres.

Les renseignements suivants sont tirés du rapport de la Commission belge sur la climatologie et l'hygiène de l'État indépendant du Congo (Congrès de Bruxelles, 1897).

Station occupée par les Pères de la Mission du Saint-Esprit, située sur la rive droite du Congo et à l'extrémité sud du delta que forme l'Oubanghi à son embouchure.

Pays plat et bas inondé, en partie, par les crues de la rivière et du fleuve.

Régime des eaux. — Le fleuve présente régulièrement deux crues. La plus importante est celle de novembre, elle débute ou commencement du mois d'août ; la seconde, à la fin de mai, commence vers le milieu du mois de mars.

Résumé des observations thermométriques faites à Liranga.
(Tirées du Nederlandsch Meteorologisch Jaarbok.)

MOIS	8	14	18	Moyenne $\frac{8+18}{2}$	EXTRÊMES aux heures d'observation	
					maximum	minimum
Janvier 1894.......	24°5	28°5	25°5	25°0	32°0	21°0
Février..........	25.3	29.5	26.1	25.8	32.5	21.0
Mars	25.7	30.0	26.4	26.1	32.5	23.0
Avril	25 3	29.3	25.7	25.5	32.5	22.0
Mai.............	24.8	27.9	24.7	24.8	29.5	23.5
Juin............	24.4	27.6	25.1	24.8	29.0	23.0
Juillet	24.4	27.8	24.9	24.7	29.5	23.0
Août	23.9	27.6	24.2	24.1	29.5	21.0
Septembre........	23.9	27.6	24.8	24.4	31.0	21.0
Octobre..........	24.1	26.4	24.0	24.1	29.0	21.0
Novembre	24.5	28.9	25.2	24.9	31.5	21.0
Décembre.........	24.9	29.5	26.4	25.7	32 0	23.0
Moyennes Janvier à Décembre.	24.6	28.4	25.2	24.9	32.5	21.0

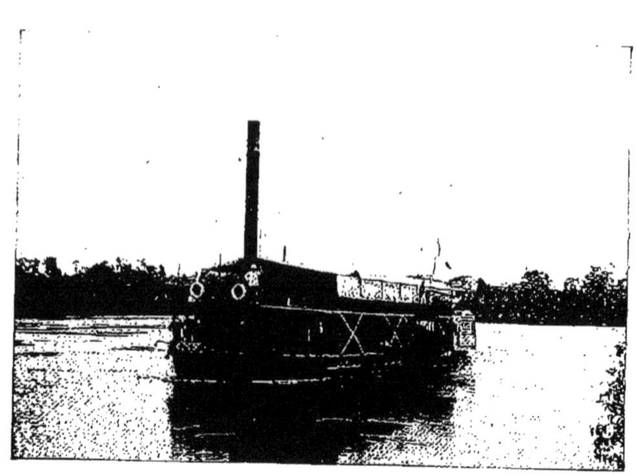

L'*Avant-Garde* (Chargeurs réunis).
Service fluvial du Cap-Lopez à N'Djolé.

BANGUI

Longitude 12° 56′ 10″ E. ; latitude 4° 17′ 9″ S. ; altitude 370 mètres.

Poste situé sur la rive droite du Congo.

Pays montagneux, collines découvertes, sol argilo-sableux. En aval de Bangui, il existe une forêt tout le long de la rive française — Terrain marécageux.

Pour se rendre à Bangui il faut de Brazzaville vingt-deux à vingt-cinq jours de chaloupe à vapeur. Le voyage de retour s'effectue en une dizaine de jours.

Saisons. — Les saisons sont irrégulières ; on peut, néanmoins, distinguer une saison sèche qui s'étend de décembre à mars et une saison des pluies qui commence vers le 15 mars et se termine à la fin de novembre. En juillet, il y a une courte interruption des pluies, quinze jours en moyenne.

Vents. — Les vents d'est et de nord-est sont ceux qui soufflent le plus ordinairement et avec violence au moment des orages et des tornades.

Orages. — Les orages sont fréquents en mars, avril et septembre.

Régime des eaux. — Le niveau le plus bas est observé au mois de mars. A partir de cette époque les eaux montent régulièrement jusqu'en novembre où elles atteignent leur niveau le plus élevé.

Les bateaux à vapeur ne peuvent remonter à Bangui que pendant la saison des pluies. En saison sèche, ils s'arrêtent à Zinga où se trouve un seuil. De Bangui à Ouadda on voyage en pirogue et de Ouadda à Mobaye, en chaloupe à vapeur.

MOBAYE

Longitude 18° 53′ E. ; latitude 4° 13′ N. ; altitude 460 mètres.

M. Liotard, gouverneur des Colonies, a bien voulu nous fournir les renseignements qui suivent.

Mobaye est un poste de la rive droite de l'Oubanghi, placé sur un monticule qui fait saillie dans le fleuve et n'est que le prolongement d'un massif montagneux granitique s'étendant vers le nord. Dans les vallées voisines de ce massif le terrain est argileux et couvert de plantations indigènes.

Saisons. — Les saisons se succèdent de la façon suivante :

De la fin du mois de novembre au mois de mars on observe une saison sèche.

Les premières pluies font leur apparition au mois de mars et sont interrompues pendant une quinzaine de jours à la fin du mois d'avril ou au commencement du mois de mai. Cette petite saison sèche est caractérisée par de hautes températures.

Les pluies se régularisent en juin et juillet. Pendant les mois d'août, de septembre et d'octobre, il pleut très souvent, surtout le soir. Les pluies sont accompagnées d'orages.

Température. — Pendant la saison sèche les variations thermiques nyctémérales sont considérables. La température s'élève à 30°, en moyenne, pendant la journée et, dans la deuxième partie de la nuit, baisse parfois jusqu'à 10°. A la fin d'avril et au commencement de mai le thermomètre peut attteindre 36° et même 39°; pendant la nuit, il ne descend pas au-dessous de 18°.

Pendant la saison des pluies, la température oscille entre 25° et 29° pendant le jour.

Orages et tornades. — Les *tornades* apparaissent en mars et avril, elles prennent naissance du côté de l'est ou du sud-est. Les orages sont fréquents pendant les mois d'août, de septembre et d'octobre.

Vents dominants. — Pendant la saison des pluies les vents soufflent ordinairement du sud-est, quelquefois de l'ouest ou du sud-ouest.

Pendant la saison sèche souffle un vent d'est, analogue au vent d'est du Soudan, qui dessèche tout. Les herbes, très hautes pendant la saison pluvieuse, jaunissent et sont incendiées par les indigènes.

Brouillards et rosée. — Au début de la saison sèche les brouillards sont fréquents et très denses. Pendant les saisons de transition la rosée est très abondante.

Régime des eaux. — La rivière Oubanghi est à l'étiage au commencement de février et c'est au mois d'octobre qu'elle atteint son niveau le plus élevé. Partout où il y a des plaines, les rives sont alors inondées sur une grande étendue.

Alimentation. — Volailles, chèvres; le gibier existe en petite quantité (antilope). Les produits de cultures indigènes sont très abondants, le mil, le manioc, la patate et l'igname. Le manioc est cultivé sur la rive gauche de la rivière, le mil sur la rive droite, il y a des échanges nombreux entre les indigènes des deux rives.

Aux environs de Mobaye, à sept ou huit cents mètres, se trouvent deux sources qui donnent de l'eau de bonne qualité. De nombreux ruisseaux, prenant naissance dans le massif montagneux voisin du poste, pourraient également fournir de l'eau excellente.

Population. — Région très peuplée. Race autochtone connue sous le nom de *Boubou.* Elle présente de grandes analogies avec la race des N'Déré que l'on rencontre dans la Haute-Sangha. Sur les rives du fleuve la population n'est plus la même, ce sont des *Sangos* qui paraissent provenir du sud de l'Oubanghi.

Le climat sur le *M'Bomou* est le même que sur l'Oubanghi. Le M'Bomou est un affluent de l'Oubanghi qui est coupé par des seuils et, par suite, non navigable jusqu'à Rafaï; à partir de là il est toujours navigable pour les pirogues.

Près de Ziber le docteur Cureau a observé, au mois de décembre, c'est-à-dire en saison sèche, un minimum de température égal à $+$ 6° et un maximum égal à 38°.

A Zémio, le minimum de la tension de la vapeur d'eau a été 7.9, au mois de mars 1898.

*
* *

Comme conséquence des considérations que nous avons exposées au début de ce chapitre, il convient que l'immigrant, pour être dans les meilleures conditions de résistance au climat :

1° Soit âgé de 25 ans, au moins ;

2° Soit d'une bonne constitution ;

3° Ne soit pas d'un tempérament bilieux et n'ait jamais été atteint dans une autre colonie de diarrhée ou de dysenterie graves ;

4° Ne soit ni tuberculeux, ni rhumatisant, ni syphilitique ;

5° Soit sobre et énergique.

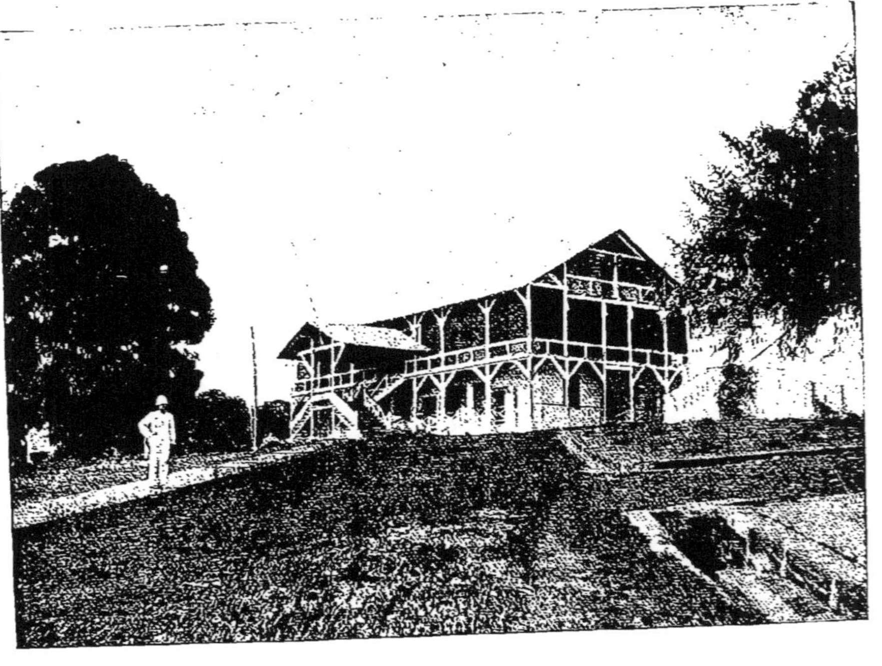

Libreville. — Recette des finances.

§ 2. — *Les vêtements.*

Le choix des vêtements doit être basé sur la nécessité de protéger la peau, dont les fonctions activées demandent beaucoup de ménagements, contre les agressions d'un climat chaud, très humide, et qui, au point de vue de la température, est sujet à des variations parfois très étendues.

Les vêtements se distinguent en *vêtements de dessous*, appliqués directement sur la peau et en *vêtements de dessus* ou extérieurs.

Le coton et la flanelle sont les tissus qui doivent être préférés pour la confection des vêtements, surtout des vêtements de dessous. Ces derniers se composent :

1° D'un tricot de coton à manches ou à demi-manches ;
2° D'une chemise de coton ou de flanelle ;
3° D'un caleçon ample ;
4° De chaussettes de coton ;

Le tricot doit être suffisamment large et assez long pour descendre jusqu'à mi-cuisses.

Pendant la saison chaude, le tricot à mailles ou tricot filet est pratique, mais à la condition d'être en coton et non en soie ou en fil.

La flanelle, surtout si elle n'est pas d'excellente qualité, s'imprègne mal de la sueur, prend une odeur acide, irrite les téguments, et est, assez souvent, cause de l'apparition de bourbouilles ou de furoncles.

La chemise n'est pas d'un usage courant, pendant la journée. Ce vêtement est, en effet, peu compatible avec des occupations actives. Il doit être en coton léger afin de seconder, le mieux possible, l'action du tricot qu'il recouvre. Le col ou le faux-col ne sera pas trop élevé et devra être plutôt trop large que trop étroit.

Pendant la saison sèche, les nuits sont assez fraîches pour que la chemise de flanelle soit facilement supportée. C'est, habituellement, dans la seconde partie de la nuit que la fraîcheur commence à se faire sentir, elle atteint son maximum vers cinq heures du matin.

Le caleçon sera très léger et fréquemment renouvelé.

Il faut éviter l'usage des chaussettes en fil ou en soie.

Les vêtements extérieurs comprennent les vêtements du jour et ceux de la nuit.

Les vêtements portés le jour ont pour but de protéger l'organisme contre la chaleur. Le tissu qui convient le mieux est encore le coton. Il résulte d'expériences faites, à cet égard, que le coton est le tissu dont le pouvoir absorbant des rayons du soleil est le plus faible ; d'autres expériences ont également démontré que les couleurs les plus favorables, au point de vue de l'absorption, sont le blanc, le gris et le jaune. Le tissu de coton blanc est donc le meilleur à employer, mais il est moins pratique que le coton jaune pour ceux qui sont appelés à résider dans l'intérieur de la colonie, à fréquenter la brousse.

Le veston sera à col droit ou rabattu et suffisamment ample (genre paletot sac).

Le pantalon sera beaucoup plus large au niveau des cuisses qu'au niveau du mollet.

Les bretelles sont préférables à la ceinture pour retenir le pantalon.

Le vêtement le plus commode, pour la maison, est la mauresque dont le pantalon doit être retenu à la ceinture et au cou-de-pied par un cordon passé dans l'ourlet.

Ceux qui ont l'excellente habitude de se lever de bonne heure se trouveront bien d'adopter la mauresque en flanelle légère, comme costume du matin.

Les vêtements de nuit, qui doivent servir à protéger le corps contre l'humidité et le refroidissement, seront en flanelle ou en drap léger.

Quant à la ceinture de flanelle, nous ne la conseillons qu'à ceux dont le ventre est susceptible en leur recommandant de la porter régulièrement, quelle que soit la température du jour ou de la nuit.

Chaussure. — Le brodequin en cuir souple convient pour les marches un peu longues, sur les chantiers et dans les défrichements.

La chaussure de toile, à semelle de cuir léger est préférable pour la promenade ou l'intérieur de la maison.

Nous ne saurions recommander la chaussure en caoutchouc pas plus, d'ailleurs, que l'espadrille qui est un véritable nid à chiques.

La botte est trop lourde et difficile à retirer.

On peut, pour les marches en forêt, ajouter à la chaussure des molletières en toile.

Coiffure. — Les coiffures à adopter sont :

Pendant la journée, le casque léger de liège ou d'aloès à bords assez larges pour protéger la face, les parties latérales de la tête et la nuque. Il sera recouvert d'une coiffe blanche facile à enlever et à nettoyer. Quand on est obligé de voyager aux heures chaudes de la journée on peut diminuer sensiblement la température de la cuve du casque en plaçant sur le sommet de la tête un mouchoir humide, plié en quatre ou du feuillage. Si l'on voyage en pirogue, il est utile, de temps en temps, de se flageller le visage à l'aide d'un mouchoir trempé dans l'eau.

Le soir, on portera le chapeau de paille ou de feutre mou.

Le feutre mou convient, également, lorsqu'on séjourne, dans les forêts où l'ardeur des rayons solaires est notablement tempérée par le feuillage des arbres.

Le casque ne protège pas suffisamment les yeux. Or, certaines personnes sont très sensibles à l'action de la lumière solaire et de la réverbération. Cette action est surtout redoutable sur le bord de la mer, sur les cours d'eau, pendant les voyages en bateau ou en pirogue, enfin, dans les régions à terrain sablonneux pauvre en végétation. L'action de la lumière combinée à celle de la chaleur peut produire des accidents dont il importe de se préoccuper. Ce sont des conjonctivites, des kératites, la cataracte et même le coup de chaleur ou l'insolation grave. Voici ce que dit le docteur Corre, à ce sujet :

« Ce dernier facteur (la lumière), dont l'intervention a été très judicieusement soupçonnée par Fonssagrives, ne saurait être négligé. La preuve qu'il détermine, en dehors de l'action calorique, des effets analogues à ceux d'une chaleur intense, nous est donnée par ce fait que nous avons plus d'une fois consigné dans nos notes : si l'on est forcé de marcher par un temps très clair, ensoleillé, sur un sol à surface réfléchissante (sables : environs de la Vera-Cruz, littoral sénégambien), la température étant d'ailleurs modérée, on ne tarde pas à éprouver des éblouissements et des vertiges; si la marche se prolonge, du malaise, de la lourdeur de tête, accidents que l'on arrête ou que l'on prévient au moyen de conserves à verres sombres. C'est que le cerveau dont la circulation est en connexion si intime avec la circulation oculaire, éprouve toujours le contre-coup des excitations trop intenses de la membrane rétinienne. »

(A. Corre. — *Traité clinique des maladies des pays chauds.*)

L'immigrant agira donc prudemment en se munissant de conserves à verres sombres (genre coquille, monture en écaille ou en argent).

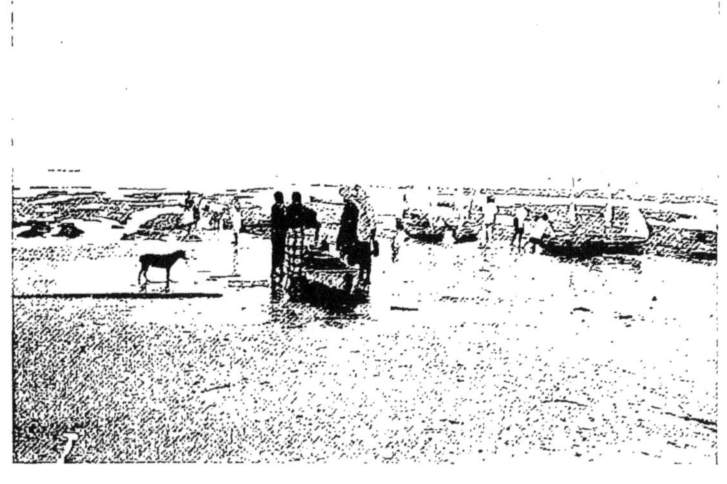

Libreville. — La plage et la rade, pêcheurs.

§ 3. — *L'alimentation.*

Le maintien de l'intégrité des fonctions digestives constitue, pour l'organisme, la clef de voûte de l'assuétude aux pays chauds. Une hygiène alimentaire bien entendue contribue, dans une large mesure, à assurer ce maintien.

Ce serait se montrer trop exigeant, nous le reconnaissons, que de vouloir imposer dans une colonie comme le Congo français, le respect absolu des lois de l'hygiène de l'alimentation à des Européens dont les conditions d'existence diffèrent tant, selon qu'ils sont fonctionnaires, commerçants ou colons et selon les régions qu'ils habitent, régions éloignées, parfois, de plusieurs milliers de kilomètres de la côte, où les ressources sont assez peu nombreuses pour que le régime doive, assez souvent, se rapprocher de celui des indigènes.

Néanmoins, il est toujours possible, même dans les conditions les plus défavorables, de se conformer aux préceptes généraux de l'hygiène et, surtout, d'éviter certains abus qui compromettent le fonctionnement régulier de l'appareil digestif beaucoup plus que les plus dures privations.

Il faut, d'ailleurs, prévoir que dans peu d'années la situation actuelle sera complètement modifiée. A mesure que le mouvement commercial prendra de l'importance, la plupart des difficultés de ravitaillement seront supprimées et l'œuvre de colonisation, poursuivie d'une façon pratique et avantageuse pour tous les intérêts, fera connaître dans des régions peu favorisées aujourd'hui, au point de vue qui nous occupe, des ressources encore ignorées ou en créera de nouvelles.

M. le docteur Treille, ancien Inspecteur général du Service de santé des colonies, a résumé de la façon suivante les principes de l'alimentation dans les pays chauds : « Il n'est guère nécessaire de faire remarquer que l'Européen fixant moins d'oxygène, ayant à produire moins de chaleur et ne parvenant qu'avec peine à équilibrer sa température qui tend à s'élever au-dessus de la normale, n'a pas besoin d'ingérer des aliments calorigènes, comme dans son pays d'origine. Non seulement il a besoin de faire moins de chaleur, mais il ne faut pas perdre de vue que sa puissance de digestion est, en réalité, atteinte après quelque temps de séjour. Le suc gastrique, ai-je dit, est altéré dans sa composition. Il est moins riche d'acide normal ; son pouvoir peptonisant est diminué..... Il faut donc tenir un compte légitime de cette double exigence physiologique, à laquelle doit satisfaire le régime alimentaire :

a) faire moins de chaleur ;

b) nécessiter un moindre travail digestif. »

Il faudra donc ne faire entrer dans la composition du régime que des aliments facilement digestibles et se montrer réservé dans l'usage des aliments de calorie (graisses, féculents, sucres).

Le vieil adage : *On ne vit pas de ce qu'on mange, mais de ce qu'on digère*, est surtout vrai aux colonies.

Le régime alimentaire ne sera ni exclusivement animal ni exclusivement végétal, il devra être l'un et l'autre dans des proportions qui varieront, évidemment, selon la constitution, l'âge, la profession de chaque individu. Indiquer ces proportions, c'est-à-dire fixer une ration type, ne nous semble pas d'une absolue nécessité.

L'Européen qui est bien décidé à ne pas sacrifier l'appétit de l'estomac à celui du palais sait, au bout de peu de temps, mieux qu'aucun hygiéniste ne saurait le lui enseigner, fixer son régime. Il se rend parfaitement compte du moment où il doit donner la préférence à la viande ou aux légumes et où la quantité d'aliments à ingérer doit être augmentée ou diminuée.

La nature est une excellente conseillère à ce sujet, mais il est indispensable qu'elle soit aidée par la ferme volonté de résister aux préjugés, aux occasions d'excès trop souvent répétées, aux fantaisies gastronomiques que, la plupart du temps, un état pathologique peut seul expliquer.

Nous allons indiquer dans quelles conditions l'immigrant se trouve, au Congo français, pour résoudre l'importante question de l'hygiène alimentaire.

Nous avons dit, tout à l'heure, qu'il n'est pas possible de demander que satisfaction entière soit donnée aux exigences de cette hygiène dans une colonie aussi vaste, où l'on est encore en période d'installation, où la production locale est insuffisante, où les transports à grande distance sont très onéreux et se font avec beaucoup de difficultés, enfin, où l'altération des aliments est rapide sous l'influence de la chaleur et de l'humidité.

Nous avons ajouté que dans quelques années une pareille situation serait heureusement modifiée. Déjà, grâce à la voie ferrée qui relie Matadi au Stanley-Pool, les habitants de Brazzaville peuvent s'approvisionner

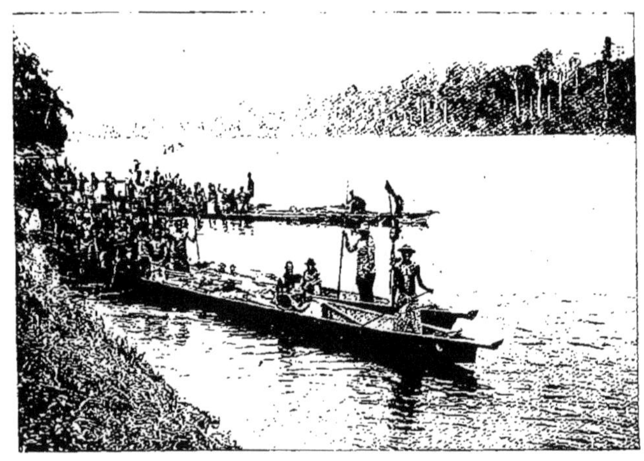

Un convoi sur l'Ogooué.

dans de bien meilleures conditions qu'autrefois. L'utilisation plus parfaite des voies fluviales qui conduisent aux postes éloignés de l'Oubanghi et de la Sangha permettra, prochainement, de pourvoir ces postes des éléments principaux qui composent la nourriture de l'Européen.

Les localités situés sur la côte sont plus favorisées, mais la vie matérielle y est encore coûteuse et les ressources alimentaires peu variées.

Pain. — Le pain, à Libreville, est généralement de bonne qualité.

A Loango, il n'y a pas de boulangerie, les Européens font faire chez eux le pain dont ils ont besoin.

A Brazzaville, l'administration se charge de la fabrication du pain.

Nous ne sommes pas partisan du pain complet qui est lourd pour l'estomac. Plus le pain est blanc, plus il est nourrissant et facile à digérer

Dans l'intérieur de la colonie le pain est remplacé par le biscuit, le riz, le mil, le gâteau de maïs, le manioc, les bananes rôties (*musa paradisiaca*), le fruit de l'arbre à pain (*artocarpus incisa*). Ce fruit est cueilli à maturité incomplète, on le mange bouilli, cuit au four ou coupé par tranches et frit comme la pomme de terre. C'est un aliment assez agréable... dans la brousse.

Voici un moyen d'utiliser la farine de maïs, qu'il est facile de se procurer dans beaucoup de régions, au Congo : Dans une marmite faire chauffer de l'eau, saler, attendre l'ébullition, puis verser peu à peu la farine de maïs dans l'eau, en ayant soin d'agiter continuellement le mélange afin d'éviter la formation de grumeaux. Lorsque la pâte est assez compacte la retirer et la déposer dans des vases où on la laisse refroidir. Cette préparation peut remplacer le pain.

Viande. — La viande, en quantité modérée, doit faire partie du régime de l'Européen. Le ralentissement du mouvement nutritif dans les pays chauds et les pertes que font subir à l'organisme les maladies, la transpiration abondante, les travaux physiques ou intellectuels commandent « d'assurer, sous le volume le plus réduit, une alimentation aussi réconfortante que possible, n'exigeant qu'un travail digestif faible, et fournissant une somme de calorique infime. La viande présente des conditions favorables à cet égard. (G. Reynaud, *L'armée coloniale au point de vue de l'hygiène pratique*.)

Il y a encore peu de localités, au Congo français, où l'on puisse se procurer quotidiennement de la viande fraîche, du moins de la viande de bœuf. Le manque de ressources locales, les difficultés de transport en fournissent l'explication. Parfois, aussi, la présence d'un trop petit nombre de fonctionnaires ou de colons dans un poste et l'impossibilité de conserver la viande pendant vingt-quatre heures s'opposeraient à l'abatage d'un bœuf.

La viande de mouton, et surtout de cabri, est plus facile à trouver.

Il faut bien dire que la paresse ou la mauvaise volonté des indigènes empêche, souvent, l'Européen de profiter des ressources que le pays offre en gibier (bœuf sauvage antilope, sanglier, agouti, pigeons verts, tourterelles, perdrix, etc.).

La viande d'hippopotame peut servir à faire du bouillon.

A Libreville, les bœufs destinés à la boucherie proviennent de Konakry. La viande qu'ils fournissent est de qualité médiocre.

Il ne serait point impossible, au Gabon, d'élever des bestiaux. Il existe au village de Glass, situé près de Libreville, quelques bœufs nés dans le pays qui, sans être l'objet d'aucun soin, se portent à merveille et donnent, à intervalles trop éloignés, malheureusement, une viande dont la saveur est bien supérieure à celle des bœufs de Konakry ou du Congo portugais.

Dans la région de la Sangha, le bœuf domestique est commun.

La viande de mouton, de chèvre ou de porc pourrait être d'excellente qualité si l'indigène veillait mieux qu'il ne le fait à l'entretien de ces animaux. Le prix de vente est, cependant, suffisamment élevé (3 fr. le kilo).

La viande de bœuf doit être mangée bien cuite, car elle est susceptible de donner le tænia.

Volailles. — La volaille est un aliment précieux qui convient aussi bien au convalescent qu'à l'homme en bonne santé.

Malheureusement, on est obligé, au Congo, de se contenter des qualités que la nature à données aux gallinacées, et ni les Gabonais, ni les Pahouins ne connaissent encore *l'art d'en faire des martyrs pour en améliorer la chair*. Il paraît, cependant, que les Adoumas de l'Ogooué élèvent des cabris, des moutons gras et des chapons.

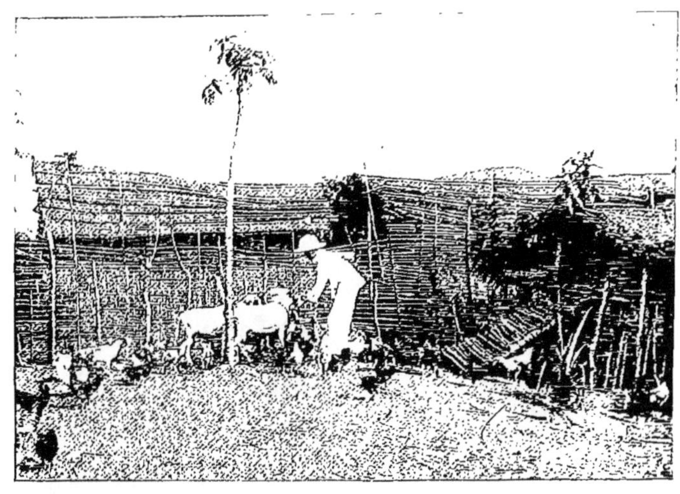

Kimbédy (région de Brazzaville). — La basse-cour du poste.

On peut obtenir de bons résultats par l'entretien d'une basse-cour ce qui, avantage appréciable, permet d'avoir des œufs frais.

A Libreville, le poulet vaut de 3 à 5 fr. et les œufs de 2 à 3 fr. la douzaine.

La volaille française s'acclimate facilement et la poule donne des œufs beaucoup plus gros que ceux de la poule pahouine.

Les pintades proviennent du Dahomey, on peut s'en procurer à Libreville.

Le canard indigène est très gros, sa chair est moins délicate que celle du canard de France.

L'élevage des dindons et des oies a été entrepris avec succès. La chair de ces volatiles est excellente.

Le pigeon domestique existe au Congo, il y pond et multiplie.

En résumé, la volaille peut offrir des ressources variées pour l'alimentation ; mais il faut avouer que l'entretien d'une basse-cour est chose assez pénible, car trop d'enne-

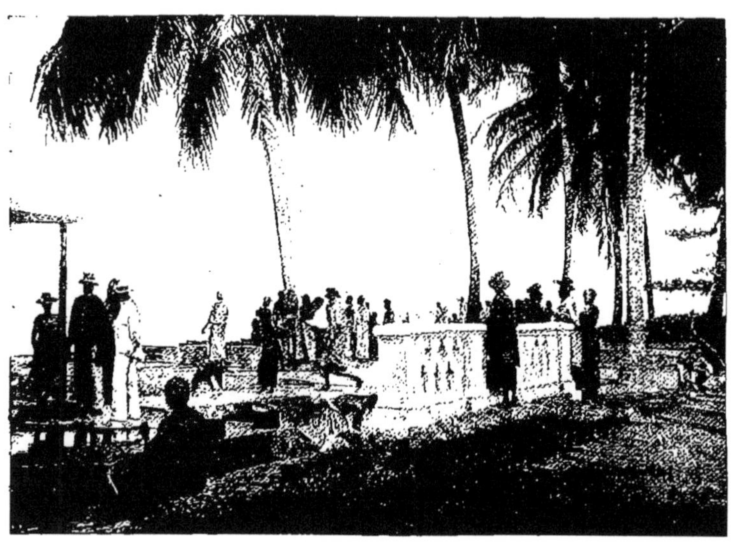

Libreville. — Marché au poisson.

mis sont à craindre, le chat-tigre, la civette, le rat, le serpent, les fourmis et... les boys.

A part l'antilope (*Ntyeri ou Nkambi* en M'pongoué) et le sanglier, le gibier paraît rarement sur le marché de Libreville ; nous en avons donné les raisons plus haut.

Poissons. — Comme la volaille, le poisson est un aliment qui convient à tous les tempéraments et aussi bien au convalescent qu'à l'homme bien portant. A volume égal, il est moins nourrissant que la viande.

Les baies de la côte du Congo sont assez bien fournies. Le poisson de l'estuaire du Gabon n'a pas la chair aussi délicate que celle du poisson du cap Estérias ou du cap Lopez.

Les principales variétés sont : le mulet (*mono*, en M'pongoué), la dorade (*mbéli*), la sole (*ogouéré*), la bécune (*ouwengé*), la raie (*gnounwa*), le capitaine, le machoiran, la plie, l'anguille et la sardine.

La chair de la bécune est lourde et la sardine n'est achetée, ordinairement, que par les indigènes.

Nous n'avons jamais observé d'accidents causés par l'ingestion de poissons vénéneux. Il est toujours prudent, cependant, de prendre des informations auprès des indigènes, avant de manger un poisson inconnu.

Il y a, dit-on, une espèce vénéneuse sur la côte de Loanda.

A Libreville, le poisson vaut de 1 fr. à 1 fr. 25 le kilo.

Légumes. — Les légumes doivent occuper une place importante dans le régime de l'Européen.

Les légumes féculents (haricots, lentilles, fèves, pois) sont des aliments très nourrissants. La lentille contient une grande quantité de fer, 0,0131 pour 1000, plus que la chair musculaire de bœuf qui n'en contient que 0,0048 (*Dujardin-Beaumetz et Yvon*).

Les légumes herbacés (chou, asperges, laitue, tomates, épinards, oseille) contiennent des sels de potasse utiles à l'économie.

Au Congo, les légumes secs se conservent assez longtemps à la condition d'être mis dans des récipients hermétiquement fermés.

On trouve, à Libreville, un haricot indigène, à grain petit et rond, de bonne qualité.

Quelques plantes indigènes ou importées d'autres colonies peuvent être utilisées comme légumes frais. Nous citerons : le chou palmiste, formé par le bourgeon terminal du palmier à huile ou du cocotier. La partie centrale de ce bourgeon, composée de jeunes feuilles, sert à faire une salade très recherchée, les parties avoisinantes formées par l'extrémité inférieure du pétiole engaînant de feuilles plus âgées, sont encore très tendres et se mangent apprêtées en sauce blanche, frites ou sautées avec le poulet ou en omelette. Au préalable, on les fait bouillir.

La patate comestible (*batatas edulis*). La fécule des tubercules de cette plante a beaucoup d'analogie avec celle de la pomme de terre, mais elle possède une saveur sucrée. Rôtie au four, cette fécule se rapproche beaucoup de celle du marron. Les cuisinières des Antilles et de la Guyane préparent fort bien des marrons glacés avec le tubercule de la patate douce et nous avouons que, souvent, la forme seule de ce mets nous a révélé son origine.

Les jeunes feuilles de cette plante cuites et hachées peuvent remplacer les épinards.

Le fruit de l'arbre à pain dont nous avons déjà parlé, bouilli et réduit en purée, remplace le haricot ou la pomme de terre dans le potage à la tomate pour en corriger l'acidité.

La papaye, cueillie un peu avant sa maturité, sert à préparer un potage qui se rapproche beaucoup du potage à la courge. Ce fruit se mange également en salade.

Les feuilles d'une plante de la famille des malvacées (l'*Hibiscus sabdariffa*) connue sous le nom d'oseille indigène, oseille de Guinée, remplacent avantageusement, à notre avis, l'oseille ordinaire.

Les boutons ou les fruits verts du Gombo (*Hibiscus esculentus*) se mangent en salade ou servent à préparer des potages considérés comme analeptiques, c'est-à-dire favorables au rétablissement des forces des convalescents.

Enfin, nous ne pouvons terminer cette énumération des principaux légumes indigènes sans parler du fruit connu sous le nom d'*atanga*. Ce fruit, qui provient d'un arbre de la famille des térébinthacées (*Canarium edule*), a la forme et la grosseur d'un belle datte, la pulpe entoure un noyau oblong assez volumineux. De couleur rouge, d'abord, l'atanga devient violet lorsqu'il est arrivé à maturité ; on le mange bouilli à l'eau avec du sel. Sa saveur est légèrement acide, farineuse et aromatique. Beaucoup d'Européens en sont friands.

La plupart des légumes d'Europe peuvent être cultivés avec succès pendant six ou sept mois de l'année (avril-novembre).

Un terrain bien choisi et une installation convenable permettraient, en toute saison, la culture de plantes potagères telles que la laitue, la chicorée, la tomate, les radis, les haricots, les aubergines.

Les transportés annamites qui s'occupent spécialement de jardinage, aux environs de Libreville, exposent chaque année, au Comice agricole, des légumes qui, par leur bel aspect, prouvent que ce genre de culture peut donner des résultats très satisfaisants.

Pendant la saison sèche, les choux, les carottes, les navets, le céleri, les concombres, les courges, les pommes de terre même paraissent journellement sur le marché de Libreville.

On peut s'abonner aux légumes moyennant une somme de 10 à 25 francs par mois, selon l'importance de la table.

Fruits. — Les fruits, par les acides, les sels de potasse et de chaux qu'ils renferment, sont utiles à l'économie. Pris en quantité modérée, ils sont bien tolérés par l'estomac, même chez les convalescents dont ils excitent l'appétit.

Une grande partie des plantes à fruits que nous allons

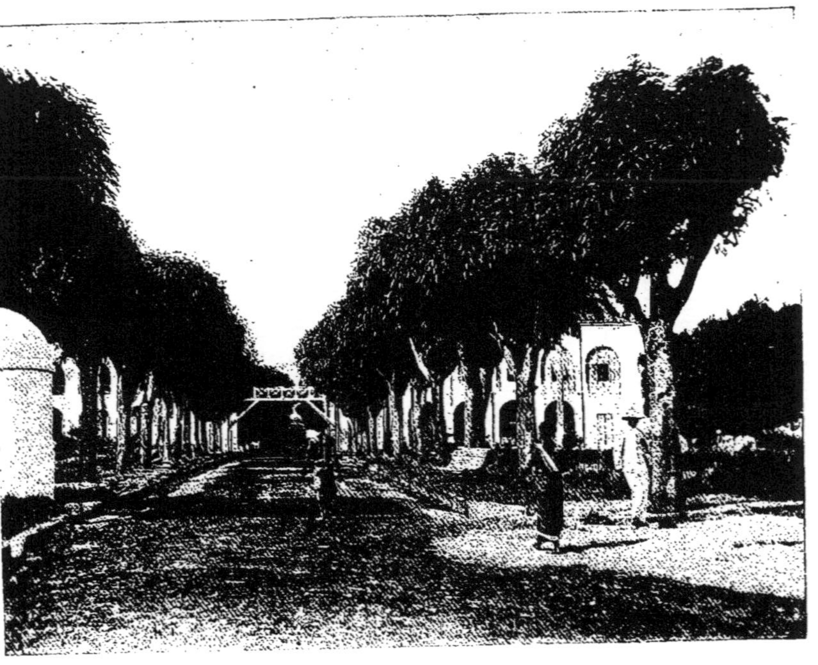

Libreville. — L'avenue du Gouvernement.

citer ont été introduites au Gabon par les missionnaires. C'est à Libreville qu'on trouve la plus grande variété de fruits.

Le manguier, très commun dans toute la ville et dans les environs, donne des fruits pendant près de trois mois de l'année (septembre-décembre).

Le fruit ne vaut pas celui des Antilles, de la Guyane ou de la Réunion ; cependant, il existe quelques variétés dignes d'être appréciées.

Des manguiers greffés — mangue divine, reine Amélie — donnent de bons fruits au jardin d'essai, à la mission catholique, au couvent des sœurs et dans quelques jardins particuliers.

L'oranger et le mandarinier portent des fruits pendant quatre mois (avril-août). Quelques pieds fructifient deux fois par an. Arrivés à maturité, ces fruits sont encore verts extérieurement.

L'orange de la mission catholique de Donghila est plus grosse que l'orange ordinaire, sans graines, à pulpe contenant un suc abondant.

Le citronnier porte des fleurs ou des fruits toute l'année. Les citrons sont petits, arrondis, à peau fine, de couleur verte ou jaune clair. Le suc acide que contient la pulpe est très abondant.

Le papayer donne également des fruits toute l'année.

La papaye mûre se mange au sucre avec un peu de vin, en compote ou confite dans du sirop de citron.

Le goyavier fructifie vers la fin de la saison des pluies (mars-juin). Le fruit se mange au vin et au sucre ; on en fait aussi des marmelades et des gelées.

La goyave fraise, ainsi nommée à cause du goût du fruit qu'elle rappelle, est beaucoup plus petite que la goyave ordinaire. On la mange également au vin et au sucre.

La barbadine est une plante grimpante, à fruit gros

comme un melon ordinaire, ovale et dont les semences sont entourées d'une pulpe acide, aqueuse et douée d'un parfum délicat. Cette pulpe se mange au rhum, au kirsch, au vin rouge ou blanc additionnés de sucre, ou bien en tartes ou en confiture. Elle est rafraîchissante.

Le mésocarpe — partie charnue comprise entre la peau et les graines — sert à faire d'excellentes compotes.

Dans l'Ogooué et sur la côte sud de la colonie, on cul-

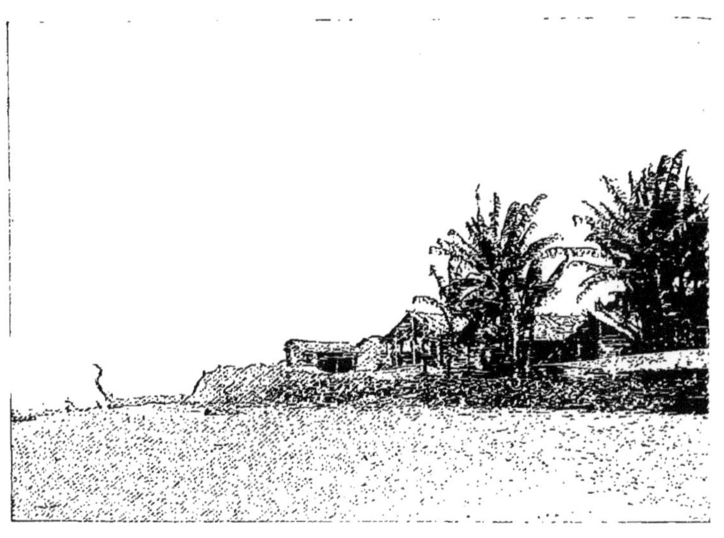

Bananiers. — Plage Pirrha.

tive une espèce de barbadine deux fois plus volumineuse que celle que l'on trouve à Libreville.

L'ananas est une plante très commune au Congo, aux environs de Brazzaville, surtout. Le fruit, qui paraît pendant la saison des pluies, est généralement bon quand il est cueilli à point Sa pulpe aromatique, acidule et sucrée est très goûtée des Européens

La pastèque est un fruit rafraîchissant, mais un peu indigeste. Le jardin d'essai de Libreville possède une belle espèce de cette plante.

Le cerisier de Cayenne (*Eugénia Michelii, myrtacées*). Bel arbuste dont le fruit à noyau est de la grosseur et de la couleur d'une cerise, mais pourvu de côtes saillantes. Sa saveur est acide et aromatique, peu agréable. La confiture faite avec ce fruit présente beaucoup d'analogie avec la confiture de cerises d'Europe.

L'avocatier, arbre de vingt à vingt-cinq pieds de hauteur, fructifie pendant la saison des pluies. Le fruit est une baie de couleur verte ou violacée, ayant la forme et le double de grosseur d'une poire. La pulpe, qui recouvre un gros noyau arrondi, est verdâtre et a la consistance du beurre glacé, sa saveur est délicate et agréable, on la mange comme hors-d'œuvre avec d'autres aliments, ou comme dessert en l'écrasant pour la transformer en purée et en y ajoutant du sucre en poudre et du jus de citron, ou du rhum, ou du kirsch.

Le sapotillier, arbre de quinze à vingt pieds de hauteur, fructifie au commencement et à la fin de la saison des pluies.

Le fruit (sapotille), dont la pulpe est sucrée et fondante, est très estimé des Européens.

L'arbre à pomme cythère (*Spondias dulcis, Térébinthacées*), arbre de douze à quinze pieds de hauteur, fructifie, ordinairement, dans la seconde partie de la saison des pluies (mars-mai).

Les fruits, disposés en grappes, sont de la grosseur d'un citron d'Europe ; la pulpe, juteuse, possède une saveur sucrée, légèrement acidule, mais d'un parfum térébinthacé qui la fait repousser de beaucoup d'Européens.

Le cocotier porte des fruits toute l'année. Le lait de coco, retiré du fruit jeune, est rafraîchissant et diurétique. L'albumen (partie solide de couleur blanc laiteux, comestible, qui est adhérente à la face interne de la noix) entre dans la composition de plusieurs desserts.

Le bananier, dont il existe plusieurs variétés au Congo, est commun dans tous les villages, mais les indigènes cultivent principalement le *Musa paradisiaca* qui a des fruits longs de 30 à 40 centimètres et arqués. Ces fruits sont mangés bouillis à l'eau ou rôtis.

Les bonnes espèces (banane figue, banane pomme, banane violette) sont rares. Elles devraient être propagées. La banane est, selon nous, un des meilleurs fruits des pays chauds. D'une saveur très délicate, inoffensif et nourrissant, il ne mérite point l'appellation dédaigneuse de *bâton de cosmétique* que lui donnent les Européens qui ne l'estiment point.

La banane violette et la banane pomme peuvent être mangées frites au beurre ou cuites au vin. On en fait également des tartes.

La farine de banane délayée dans du lait constitue un aliment très nourrissant pour les enfants. Pour préparer cette farine, on cueille le fruit avant maturité, on le coupe par tranches que l'on fait sécher au soleil ou au four, puis qu'on réduit en poudre.

« Les bananes et les plantains (grosses bananes qu'on mange cuites) ont la même valeur nutritive pour le noir et pour le blanc. »

« Stanley s'exprime ainsi sur les plantains : « Pour les enfants, les personnes délicates ou dyspeptiques, ou souffrant d'un trouble quelconque de l'estomac, la farine de plantain bien préparée serait universellement demandée. »

« Pendant deux attaques de gastrite, un fin gruau préparé avec de la farine de banane, mélangée avec un peu de lait concentré, était la seule nourriture que Stanley pouvait digérer : elle lui sauva la vie. » (Dr Murray. *How tolive in africa*, traduction du docteur Legendre, médecin de 1re classe des Colonies).

Enfin, la forêt pourrait encore fournir des plantes dont les fruits, améliorés par la culture, occuperaient, sans aucun doute, une place honorable parmi ceux dont nous venons de parler.

Nous citerons, par exemple, le *Tricosepha acuminata* (*Anacardiacée*), *Ethüe en pahouin*.

M'bourra en M'pongoué. — Les fruits de cet arbre sont en grappes, oblongs, gros comme le fruit de l'Atanga, à pulpe rouge vif, acidule et sucrée.

Ce fruit a beaucoup d'analogie avec le monbin (prune d'Amérique) de la Guyane. Les grappes peuvent atteindre un mètre de hauteur et peser jusqu'à 10 kilos.

Cet arbre fructifie dans la première partie de la saison des pluies, il croît dans les forêts du Gabon et se rencontre aux environs de Libreville.

Quelques lianes à caoutchouc donnent également des fruits comestibles.

Les ressources alimentaires sont encore trop peu nombreuses, dans la plupart des localités habitées, pour que l'Européen ne soit pas dans l'obligation de recourir aux conserves, mais il faut avouer que souvent on en fait abus et que, dans bien des cas, l'insouciance, la négligence ou le caprice d'un appétit détérioré plutôt que le manque de ressources, provoquent inutilement l'ouverture d'une boîte de conserves. Si, au moins, les denrées alimentaires conservées étaient de date récente et si elles avaient été judicieusement choisies, mais ces denrées sont représentées par le bœuf écarlate, le veau à l'oseille, les pieds de mouton poulette, le ris de veau aux champignons, les moules, les huîtres, les écrevisses, etc., etc., autant de conserves qui doivent être tout à fait fraîches pour être acceptables et qui, dans la Colonie, coûtent fort cher et fatiguent l'estomac. Il faudrait les bannir de sa table partout où l'on peut se procurer de la volaille, du gibier, des œufs et du poisson. Il est, actuellement, peu de régions, au Congo français, où l'on soit toujours privé de ces aliments.

Les conserves de poissons : sardines, thon, maquereau ; de légumes : haricots verts, pois, flageolets, carottes, champignons ; de lait et de bouillon sont utiles pour apporter quelque variété à l'alimentation, mais il faut qu'elles soient toujours d'excellente qualité et que la date de leur mise en boîte ne remonte pas au delà d'une année ou de dix-huit mois.

Les conserves de graisse et de beurre sont aussi indispensables pour la cuisine. Les plantes oléagineuses ne sont pas rares au Congo et, dans l'intérieur de la colonie, on pourrait peut-être utiliser leurs produits pour la cuisson des aliments.

Le brou de la noix du palmier à huile (*Elœis guineensis*) fournit un corps gras alimentaire dont les indigènes se servent pour préparer le *Nyamboue*. Ce mets gabonais est justement apprécié par beaucoup d'Européens.

La graine du *Coula edulis* (*oléacinées*) donne également une huile comestible.

Les graines du fruit des arbres appelés *Bassia-djave* et *Bassia-noungou* donnent jusqu'à 56 °/₀ d'une matière grasse, comestible quand elle est fraîche, connue au Gabon sous les noms de *Agali-djave* et *Agali-noungou* (Lanessan).

L'huile contenue dans la graine de l'Owala (*Penta-clethra macrophylla* (*Légumineuses mimosées*) rancit vite à l'air.

BOISSONS

Il n'est guère contesté que dans les pays intertropicaux l'appétit est généralement diminué, languissant, mais que la soif, en revanche, est souvent en éveil et que les concessions qu'elle demande sont presque toujours complaisamment accordées.

Or, si une alimentation défectueuse est capable de troubler profondément les fonctions digestives, quels désordres n'apporteront pas dans ces fonctions les boissons trop fréquemment falsifiées et corrosives que l'habitude, les occasions, le désœuvrement aussi, beaucoup plus que le besoin né sous l'influence d'une température élevée, rendent, pour ainsi dire, indispensables à toute heure de la journée et à des doses exagérées

C'est presque inconsciemment que les abus, à cet égard, sont commis. Combien d'Européens seraient surpris, en effet, si, faisant le bilan des liquides qu'ils absorbent en moins de vingt-quatre heures, ils apprenaient que la quantité de ces liquides atteint plusieurs litres et représente plusieurs centaines de grammes d'alcool. Chez beaucoup de ces Européens la sobriété est, sans doute, à l'abri de tout soupçon, mais ils ne savent ni résister à la soif, ni choisir les breuvages qui sont le plus propres à l'étancher, sans compromettre les fonctions de l'estomac et sans exposer l'organisme à l'intoxication alcoolique.

Nous allons essayer de donner quelques indications à ce sujet.

L'eau est le liquide désaltérant par excellence, mais on ne saurait être trop difficile à l'égard des qualités que ce liquide doit posséder ni trop précautionné pour l'obtenir à un degré de pureté convenable.

L'eau, on ne l'ignore pas, joue un rôle indéniable dans l'étiologie de maladies graves telles que la fièvre typhoïde et la dysenterie.

Pour être potable l'eau doit être limpide, incolore, fraîche, sans odeur, sans saveur spéciale, elle ne doit être ni salée ni douceâtre, elle doit cuire parfaitement les légumes et dissoudre le savon sans former de grumeaux.

L'eau employée comme boisson doit être filtrée.

Le filtre Chamberland est excellent. Malheureusement, les bougies de ce filtre sont fragiles et difficiles à nettoyer convenablement, surtout quand elles ont été en contact avec des eaux trop chargées de matières terreuses. Aussi, le filtre Maignen (charbon et amiante) est-il d'un usage plus répandu. Ce filtre doit être visité une fois par mois, au moins.

Le filtre chimique Delsol et Fillard est établi d'après le procédé indiqué par M. Lapeyrère, pharmacien principal de la Marine. L'eau, stérilisée d'abord à l'aide d'une poudre dite au permanganate alumino-calcaire, est ensuite filtrée sur un tissu réducteur qui la clarifie et la débarrasse du permanganate en excès.

Ce filtre mérite d'être recommandé. Il serait seulement à désirer que chaque dose de poudre stérilisante, en rapport avec la capacité de l'appareil, fût renfermée dans un flacon spécial. Il est indispensable, en effet, que cette poudre soit tenue à l'abri de l'air et de l'humidité.

Le réservoir de chacun de ces filtres doit être en tôle émaillée et pourvu d'un robinet inoxydable.

On peut fabriquer soi-même un filtre qui ne présentera pas, sans doute, les avantages de ceux dont nous venons de parler, mais qui débarrassera, néanmoins, l'eau d'une grande partie de ses impuretés.

Dans un baril pouvu d'un robinet à l'une de ses extrémités, on dispose deux ou trois couches de sable séparées par des couches de charbon de bois grossièrement pulvérisé. Avant d'être mis en place, le sable est d'abord lavé puis séché au soleil ou mieux, si cela est possible, passé au four.

La première eau qui passe à travers ce filtre est rejetée. Le sable et le charbon sont renouvelés tous les quinze jours ou tous les mois, selon le degré d'impureté de l'eau utilisée.

Le filtre de poche, au charbon, n'offre pas de garanties bien sérieuses ; assez souvent, il fonctionne mal, se prête peu à un nettoyage radical et devient plus dangereux qu'utile, quand il reste trop longtemps en service.

A défaut de filtre on emploie l'ébullition qui est, assurément, le meilleur moyen de purification. L'eau est ensuite aérée en la versant, d'une certaine hauteur, d'un récipient dans un autre.

C'est principalement l'eau des étangs et des marais qui doit être purifiée de cette façon. Si cette eau tient en suspension beaucoup de particules solides, il est bon, avant de la faire bouillir, de la clarifier par l'alunage. Mettez un cristal d'alun, de la grosseur d'une noisette, dans un linge noué, attachez ce linge à l'extrémité d'un petit bâton et battez deux ou trois fois en une demi-heure, quelques instants chaque fois, l'eau contenue dans un récipient de quinzé à vingt litres de capacité. Laissez reposer une heure ou deux et décantez.

Il ne faut pas accorder une trop grande confiance aux eaux fluviales ni à celles des ruisseaux dont le lit est encombré de débris végétaux.

On devra considérer comme suspectes les eaux de puits ou de sources situés trop près d'un cimetière ou d'un village.

L'eau de pluie est suffisamment pure, surtout quand elle a été recueillie à la fin d'une ondée, mais elle est lourde à digérer et de saveur fade ; en outre, si elle n'est pas conservée dans des récipients convenablement fermés ou abrités, elle contient, au bout de peu de temps, une grande quantité d'infusoires.

L'abus de l'eau, pendant les longues courses, principalement, peut entraîner de sérieux inconvénients, non seulement parce que la transpiration abondante, qui en est la conséquence, prédispose à l'anémie, mais aussi parce que le besoin impérieux de boire que l'on éprouve rend peu difficile sur le choix de l'eau qui doit satisfaire ce besoin. La diarrhée, l'embarras gastrique, suivi parfois d'accidents typhiques, peuvent reconnaître pour cause une pareille imprudence.

Quand on doit voyager, en pirogue ou à pied, il faut toujours être pourvu d'une gourde remplie d'eau additionnée de café ou de thé, de rhum ou de cognac ou d'alcool de menthe et boire à la gourde plutôt que dans un verre. En agissant ainsi, on se désaltère avec une très petite quantité de liquide.

On parvient aussi à diminuer sensiblement l'intensité de la soif en plongeant les avant-bras dans l'eau et en s'aspergeant le visage à l'aide d'un mouchoir humide.

La Kola ou noix du Soudan, rend également de grands services pour éviter les inconvénients dont nous venons de parler. On s'habitue facilement à l'astringence et à la légère amertume de cette substance stimulante.

Enfin, les excès de liquide sont surtout à craindre quand on fait usage d'eau frappée ou de glace.

Boire frais est hygiénique est éminemment agréable, au moment des repas.

Dans chacune des localités de Libreville et de Brazzaville, fonctionne une machine à glace qui, chaque jour, peut livrer à la consommation 80 kilos de glace, environ.

La gargoulette est très utile pour rafraîchir l'eau, malheureusement elle dissimule trop souvent la négligence et la malpropreté des boys ; il est indispensable de veiller soi-même au nettoyage de ce récipient et de toujours s'assurer que l'eau qu'on y verse a été filtrée.

Dans l'après-midi, aucune boisson ne désaltère mieux que le thé chaud et non sucré, bu en petite quantité, chaque fois.

Enfin, il ne faut point user d'une façon irraisonnée et immodérée des eaux minérales et surtout des eaux de Vals, de Vichy ou de Pougues.

Boissons alcooliques. — Dans les pays chauds, les

muqueuses de l'estomac et de l'intestin ainsi que le foie
supportent avec beaucoup moins de facilité qu'en Europe,
l'action irritante des liquides alcooliques ingérés en
quantité exagérée. Mais, à faible dose et lorsqu'il est de
bonne qualité, l'alcool est un stimulant du système nerveux, il favorise la digestion en activant la sécrétion du
suc gastrique, en provoquant les contractions de
l'estomac.

Parmi les boissons alcooliques le vin occupe la première place. C'est la boisson la plus ordinaire; tonique,
fortifiante et plus ou moins nutritive, elle ne peut qu'être
salutaire.

Gignit et humores melius vinum meliores (École de Salerme)
Meilleur est le vin, meilleures sont les humeurs.

Disons ici que l'immigrant ne saurait faire trop de
sacrifices pour s'assurer, quelle que soit la région où il
se trouve, du pain et du vin de bonne qualité. Il se peut
que cela soit très difficile, parfois, au Congo, mais il y a
aussi, peut-être, quand il s'agit d'alimentation, des impos-
sibilités créées par un esprit d'économie mal entendu.

Dans les postes éloignés, où le transport des vivres est
très coûteux, il conviendrait de ne faire usage que d'excellent vin dont on ne prendrait qu'un ou deux verres à
bordeaux à chaque repas.

Les vins du midi, vins forts, généreux, sont stimulants.

Le vin de Bourgogne relève rapidement les forces mais
il agit trop sur le cerveau. Sa conservation est difficile
dans les pays chauds.

Le vin de Bordeaux est le vin des malades par excellence, il donne du ton à l'estomac et laisse la tête
libre.

Le vin rouge est préférable au vin blanc.

Le vin de champagne est très utile aux convalescents
d'affections graves (fièvre bilieuse hématurique). Frappé

de glace, surtout, il plaît à cause de sa saveur piquante, est tonique, calme les vomissements et excite les fonctions de l'appareil urinaire.

Les précieuses qualités de ce vin sont, malheureusement, trop souvent compromises par les imitations.

La bière est une boisson salutaire, nutritive. qui excite légèrement les organes digestifs et la sécrétion urinaire (Littré). Si elle est mal supportée par l'estomac, c'est qu'elle contient trop d'alcool et trop peu de houblon.

Le cidre sucré et mousseux se digère mal.

Boissons acidules. — Les boissons acidules (limonade au citron ou à l'orange) ont l'inconvénient d'augmenter l'acidité des sécrétions gastriques. Il faut en user modérément.

Boissons aromatiques. — Ces boissons sont préparées avec de la poudre de café ou des feuilles de thé, de citronnelle, d'ayapana, de corossol, etc.

Le café est une boisson tout à fait hygiénique, qui agit comme amer sur les organes digestifs, stimule les fonctions cérébrales et rend l'intelligence plus active et plus nette.

Le thé est également une excellente boisson. Les tempéraments irritables doivent en user avec beaucoup de modération.

Les infusions de citronnelle (*Andropogon citriodorum, Graminées*) et d'ayapana (*Eupatorium ayapana, Composées*) sont digestives.

L'infusion de corossol (*anona muricata, anonacées*) a des propriétés calmantes et soporifiques.

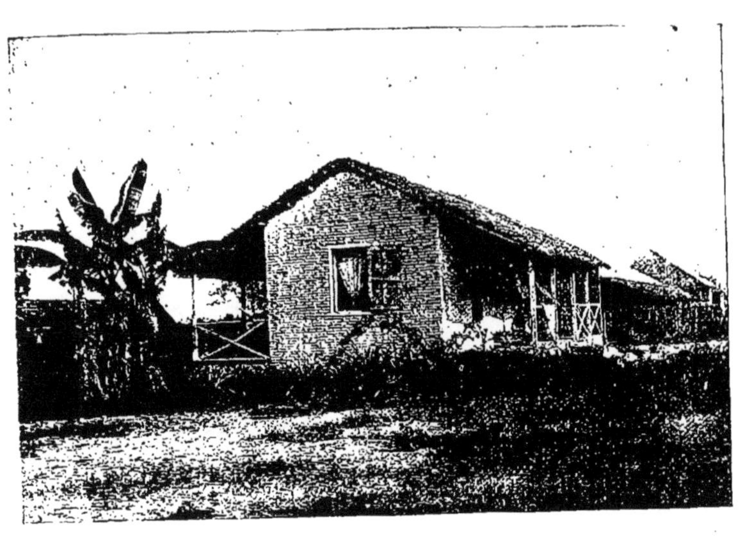

Une habitation de colon.

§ 4. — *Le logement.*

Le logement doit pouvoir assurer à l'Européen une protection suffisante contre la chaleur, les vicissitudes des saisons, les intempéries et l'action des miasmes paludéens. Il devra, en outre, permettre aux vents régnants de renouveler facilement l'air des locaux dont il se compose.

La valeur hygiénique d'un logement dépend donc :

1° De sa situation, 2° de son orientation, 3° de son mode de construction.

Situation. — Le terrain choisi pour l'emplacement d'une habitation doit être à distance convenable des marécages et des cases indigènes. Il faut aussi qu'il soit ombragé, perméable et assez élevé pour que l'écoulement des eaux de pluie se fasse avec facilité.

Dans le cas où des raisons majeures (sécurité, avantages particuliers pour les transactions commerciales) empêcheraient de réaliser ces desiderata, des travaux d'assainissement pourront atténuer les inconvénients que présente la situation défavorable du terrain.

Des arbres, de préférence des eucalyptus ou des niaoulis, seront plantés au vent du bâtiment pour le garantir des effluves maremmatiques. Si l'emplacement d'un logement est choisi en forêt, on laissera un rideau d'arbres, à cinquante ou cent mètres de distance, du côté où se trouve le terrain dangereux ou suspect.

Le sol sera battu ou desséché par le feu et recouvert d'une couche de sable.

Des précautions seront prises contre le danger que présente la malpropreté des indigènes et contre les maladies qu'ils sont susceptibles de transmettre, la variole, par exemple.

Enfin, sur les bords de la mer ou d'un cours d'eau, des arbres placés sur la rive feront disparaître les inconvénients de la réverbération.

Orientation. — L'orientation du logement est soumise à la direction des vents dominants.

Sur le littoral ces vents sont ceux de sud-ouest ou de nord-ouest dans l'après-midi, ceux d'est ou de sud-est le matin et pendant la nuit.

Dans l'intérieur, la brise de l'est domine, mais cette direction est sujette à des variations dues à la configuration du sol et à la direction du cours des grandes rivières.

Près de la côte, la brise est souvent assez forte et assez fraîche pour qu'une orientation oblique à la direction des vents régnants soit préférable. Pendant la saison pluvieuse, en effet, et surtout pendant les mois d'octobre, novembre, mars et avril, la pluie chassée par le vent envahit les habitations, même quand les vérandas sont pourvues de persiennes. Si l'on cherche à éviter cet inconvénient en fermant les ouvertures, la température devient intolérable dans les appartements.

Pendant la saison sèche, la fraîcheur de la brise dans la soirée fait éprouver une sensation pénible aux Européens fatigués et anémiés par un séjour de plusieurs années dans la colonie ; elle est dangereuse pour ceux qui sont impaludés, rhumatisants, susceptibles des bronches et, enfin, pour ceux chez lesquels le moindre refroidissement retentit sur le foie, les reins ou les intestins.

C'est, principalement, pendant cette saison que les *vieux Gabonais* craignent les atteintes de la fièvre bilieuse hématurique.

Dans les localités situées sur la côte, il conviendra de tenir compte des inconvénients que nous venons de signaler pour régler l'orientation et le mode de construction d'un bâtiment.

Les dépendances (cuisine, écurie, cabinets d'aisances) seront toujours placés sous le vent de l'habitation.

Mode de construction et d'aménagement. — Au Congo, comme dans tout autre pays, le mode de construction et d'aménagement d'un logement est sous la dépendance de considérations devant lesquelles l'hygiène doit, parfois, s'incliner. Aussi, devons-nous nous borner ici à souhaiter que l'immigrant sache mettre à profit, selon ses moyens et selon les circonstances dans lesquelles il se trouve, les indications que nous allons fournir.

A notre avis, quelle que soit la modicité des ressources dont on dispose, les difficultés de transport et de mise en œuvre des matériaux, le peu d'habileté de la main d'œuvre employée, il est toujours possible, qu'il s'agisse d'un bâtiment en fer et en briques ou d'une simple case en bois, de ne pas se mettre en désaccord complet avec l'hygiène.

Nombre d'habitations coloniales seraient, sans doute, plus confortables et, souvent, d'un prix moins élevé si ceux qui les ont fait édifier avaient su s'inspirer des conseils de l'hygiène.

Est-il avantageux, par exemple, de multiplier, dans un logement, les cloisons en planches ou en briques de façon à transformer en trois ou quatre compartiments un espace qui ne devrait être occupé que par deux locaux suffisamment vastes.

Est-il nécessaire aussi de diminuer de moitié, parfois, l'étendue de la chambre à coucher pour se réserver un cabinet de toilette complètement séparé de cette chambre; et, dans beaucoup de cas, ne pourrait-on pas s'abstenir de sacrifier la plus grande partie de la salle à manger, pour avoir un salon?

Pourquoi cette accumulation, dans les appartements, de sièges matelassés, canapés, fauteuils, poufs et tabourets qui sont antihygiéniques et d'un entretien difficile?

A quoi bon, enfin, des tapis de laine sur les planchers, d'épais rideaux devant les fenêtres et aux murailles, des tapisseries en papier qui, avant d'être dévorées par les rats ou réduites en lambeaux par l'humidité, servent de refuge aux cancrelas et aux araignées ?

Ne sont-ce pas là autant de dépenses inutiles faites au détriment de la valeur hygiénique du logement ?

Un luxe inutile prend trop souvent la place du vrai confortable, dans les pays chauds.

Nous reviendrons bientôt sur ce sujet.

Les matériaux qui entrent dans la composition des bâtiments sont, par ordre d'importance, le fer, la brique, le bois et la pierre.

Le fer, la brique et la plus grande partie du bois employés sont expédiés d'Europe.

La pierre à bâtir existe à Libreville sous la forme de grès calcaire ou de limonite ; elle n'a servi, jusqu'à présent, qu'à la construction de bâtiments appartenant à l'Administration ou à la Mission catholique.

Dans beaucoup de localités les briques pourraient être faites sur place, si la main-d'œuvre était plus nombreuse et, surtout, moins exigeante. La même raison rendrait trop onéreuses l'extraction et la taille de la pierre à bâtir.

Les forêts contiennent les essences les plus variées et les plus utiles à la construction des habitations, mais les

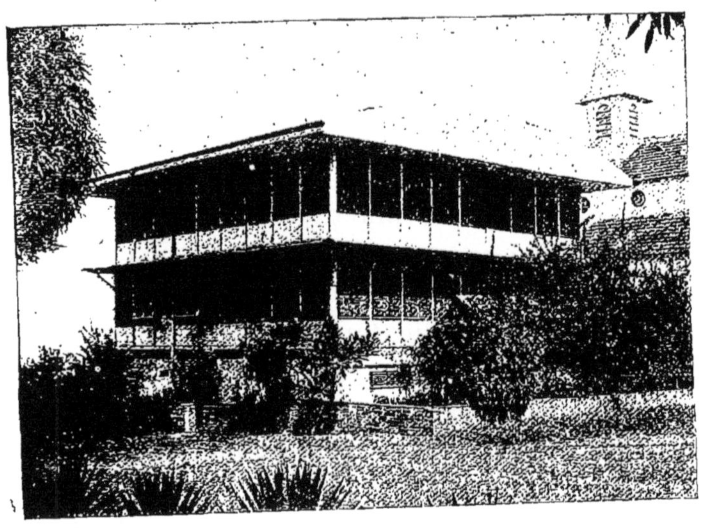

Libreville. — Station du câble sous-marin.

difficultés d'exploitation rendent, actuellement, plus avantageux l'emploi de bois tout préparés venant d'Europe.

Les toitures sont recouvertes de tôles ondulées galvanisées, de tuiles ordinaires ou de paillottes faites avec des feuilles de palmier à huile ou avec des herbes.

Les logements en fer et en briques sont construits sur un modèle uniforme. Ce sont des pavillons rectangulaires. L'espace compris entre deux fermes représente, en général, l'étendue d'un appartement qui, si la largeur du pavillon le permet, est divisé en deux parties par une cloison médiane.

Ces pavillons ont de réels avantages. Ils sont facilement transportables, rapidement construits, solides et durables, mais, pour qu'ils soient confortables, il faut :

1º Que ces pavillons soient élevés de cinquante centimètres, au moins, au-dessus du sol ;

2º Que leur orientation permette l'arrivée directe de la brise sur l'une des faces ;

3º Que les locaux qu'ils contiennent ne soient pas trop exigus et, surtout, que les plafonds ne soient pas trop bas;

4º Que les vérandas, dont ils doivent être entourés, aient, au moins, deux mètres de large et soient pourvues de stores mobiles ou de persiennes ;

5º Que la toiture soit à lanterneau ;

6º Que, par une ouverture pratiquée au plafond, l'air de chaque local soit en communication avec l'air contenu sous la toiture et qu'un espace de 10 à 15 centimètres soit ménagé entre la partie supérieure des murailles et la toiture.

Lorsqu'on emploie les tuiles en tôle ondulée galvanisée, il faut bien se garder, surtout si ces tuiles ont reçu une couche de minium, de recueillir et d'utiliser l'eau de pluie qui aura coulé sur la toiture.

Les parquets en briques vernissées sont plus hygiéniques que les parquets en bois.

Les tapis doivent être proscrits des appartements. Le linoléum ne nous paraît pas pratique dans les pays chauds, il demande à être renouvelé trop souvent.

Les plafonds et les murs doivent être blanchis à la chaux ou peints en couleurs claires (vert, bleu, gris).

L'ameublement sera aussi simple que possible.

Le lit devra être en fer ou en cuivre, sa largeur sera d'un mètre au minimum. Les montants du support de la moustiquaire n'auront pas moins de 1 mètre 50 de hauteur.

Un matelas plutôt dur que mou recouvrira le sommier ; avec le coton que peut fournir, au Congo, un arbre très commun, le fromager, il serait possible, croyons-nous, de fabriquer d'excellents matelas.

Les draps de toile seront préférés aux draps de coton.

Une couverture de coton complètera la garniture du lit.

Une natte servira de descente de lit.

C'est une bonne précaution que de joindre aux objets de literie une toile imperméable destinée, au moment des accès de fièvre, à garantir le matelas contre les inconvénients d'une transpiration abondante.

Les chaises, les fauteuils, les berceuses ou les chaises-longues seront en bambous ou en bois courbé et foncés en rotin.

Des rideaux très légers seront placés aux fenêtres.

L'installation d'un panka au-dessus de la table de la salle à manger est indispensable, aussi bien sur le littoral que dans l'intérieur.

La cuisine, l'écurie et les cabinets d'aisances seront, nous l'avons déjà dit, placés sous le vent de l'habitation. Le sol de ces locaux sera recouvert de briques vernissées ou de ciment, les murailles seront souvent blanchies à la chaux.

Une trop grande distance entre la cuisine et la salle à manger entraîne de sérieux inconvénients, pendant la saison des pluies.

Il faut éviter de placer les cabinets d'aisances à côté de la cuisine. Si nous n'avions pas constaté le fait dans plusieurs logements, à Libreville, nous nous serions dispensé de faire une pareille recommandation.

Les tinettes devront être en fer. Les récipients en bois, quand on sera obligé de les employer, seront remplacés plusieurs fois dans une année.

Dans l'intérieur de la Colonie, le bois est presque toujours seul employé pour la construction des habitations.

Les toitures sont recouvertes de feuilles de palmier ou d'herbes.

Que ceux qui doivent habiter la brousse ne prêtent point une oreille trop attentive aux critiques adressées aux logements dont les matériaux sont exclusivement fournis par la forêt.

Une case en bois, faite avec soin, bien située et bien orientée, élevée de cinquante centimètres, au moins, au-dessus du sol, dont les piliers de soutien, les fermes et les planchers seront en bois dur, dont les locaux seront vastes, à plafonds élevés de quatre mètres, dont les vérandas auront trois mètres de large, enfin, dont l'entretien et la propreté ne seront pas négligés, une telle case, sans être aussi antihygiénique qu'on le pense d'ordinaire, sera, certainement, aussi confortable qu'une maison en fer et en briques dont les dimensions sont, dans un but d'économie, trop souvent réduites.

Tant que les difficultés de communications et de transport existeront, tant que l'installation de l'immigrant ne sera pas définitive, ce genre de construction prévaudra toujours, évidemment, dans les régions éloignées de la côte.

CAMPEMENT

A l'immigrant qui, dans l'intérieur de la Colonie, est obligé d'entreprendre de longs voyages en pirogue ou à pied, de séjourner plusieurs jours ou plusieurs semaines dans la forêt, à grande distance, parfois, de tout lieu habité, il faut un matériel spécial, facilement transportable, destiné à le protéger contre le soleil, le vent, le refroidissement pendant la nuit et, enfin, contre les attaques des insectes.

La tente, le lit de camp et la moustiquaire forment les pièces principales de ce matériel.

Il est important, d'abord, que le voyageur sache bien choisir et préparer le lieu où il doit camper. Il vaut mieux suspendre la marche un peu plus tôt ou la prolonger pendant quelques kilomètres pour être certain de pouvoir disposer d'un emplacement convenable, sur un terrain un peu élevé, sablonneux de préférence et à l'abri des effluves marécageuses.

Sur cet emplacement, les herbes seront brûlées ou coupées, le sol sera battu et, s'il est possible, recouvert d'une mince couche de sable.

La tente doit être assez vaste, résistante et bien ventilée, il faut aussi que la température, à l'intérieur, se maintienne aussi égale que possible et que le toit ait une inclinaison suffisante pour permettre l'écoulement facile des eaux de pluie. Ces eaux seront reçues dans un petit fossé creusé autour de la tente,

La tente à double parois espacées de 10 à 15 centimètres est la plus avantageuse au point de vue hygiénique.

Lorsque le campement est établi dans une plaine découverte ou sur la rive d'un cours d'eau, il est utile de placer devant les ouvertures de la tente, à la distance d'un mètre ou d'un mètre et demi, des écrans qui seront confectionnés à l'aide de branches entrelacées, de nattes ou de pagnes. Ces écrans écarteront les dangers de la réverbération, sans gêner la circulation de l'air sous la tente.

Il est prudent, dans les régions où abondent les moustiques, de monter le lit et de le garnir de sa moustiquaire avant la tombée de la nuit.

La pirogue qui servira de moyen de transport sera pourvue d'une tente-abri.

Les cantines contenant les effets de rechange et les provisions de bouche doivent être absolument étanches.

Les cantines en tôle d'acier fabriquées par M. A. Conza, à Paris, sont généralement adoptées par les colons et les fonctionnaires qui sont appelés à parcourir les diverses régions du Congo français.

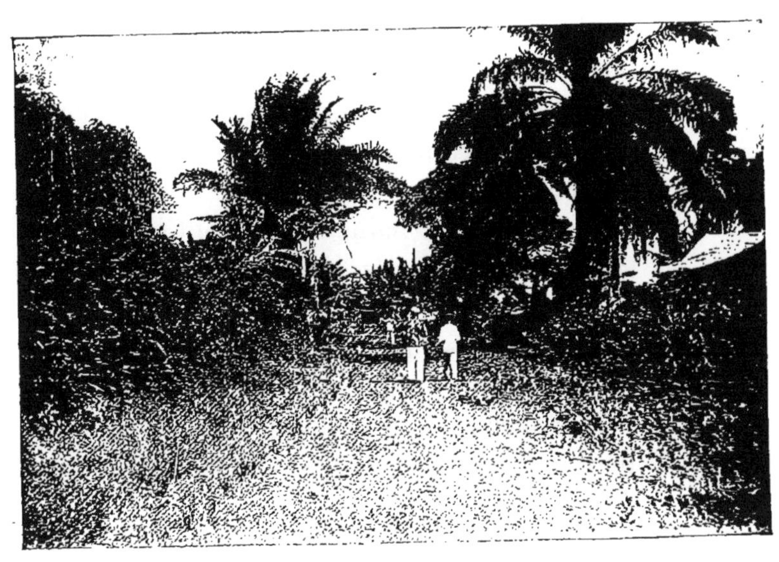

Palmiers à huile. — Libreville, route de Glass.

§ 5. — *Entretien de la propreté corporelle.*

Direction de l'activité physique et intellectuelle.

Assurer le bon fonctionnement de la peau, lui conserver une souplesse suffisante, la préserver d'éruptions diverses, réveiller les fonctions intestinales, enfin, abaisser la température organique, tels sont les avantages que présentent les soins de propreté corporelle.

Ces soins comprennent les bains, les ablutions et les frictions.

Bains. — Les bains froids sont ceux qui conviennent le mieux. Les bains chauds exagèrent les pertes sudorales et débilitent l'organisme.

Ablutions. — La douche et la lotion font partie des ablutions.

La douche de propreté ou douche en pluie doit faire tomber l'eau sur le corps d'une hauteur d'un mètre ou d'un mètre et demi, au plus.

Deux douches suffisent chaque jour, une le matin au lever, une autre dans l'après-midi, après la sieste ou vers cinq heures.

Après une course un peu pénible, la douche produit le meilleur effet, et, quelquefois, prise le soir, peu de temps avant de se mettre au lit, elle prévient l'insomnie.

La lotion consiste à promener sur le corps une éponge trempée dans de l'eau simple ou additionnée d'eau de Cologne, de vinaigre ou d'alcool camphré.

Frictions. — Les frictions sont sèches ou humides. On frotte, en exerçant une pression plus ou moins forte, toute la surface du corps à l'aide de la main nue ou recouverte d'un gant de crin, d'un linge de toile ou de flanelle.

L'eau vinaigrée ou l'eau mélangée d'alcool ordinaire ou d'alcool camphré sont les liquides ordinairement employés pour les frictions humides.

Les frictions sont faites après le bain ou la douche. C'est un bon moyen d'exciter les fonctions de la peau.

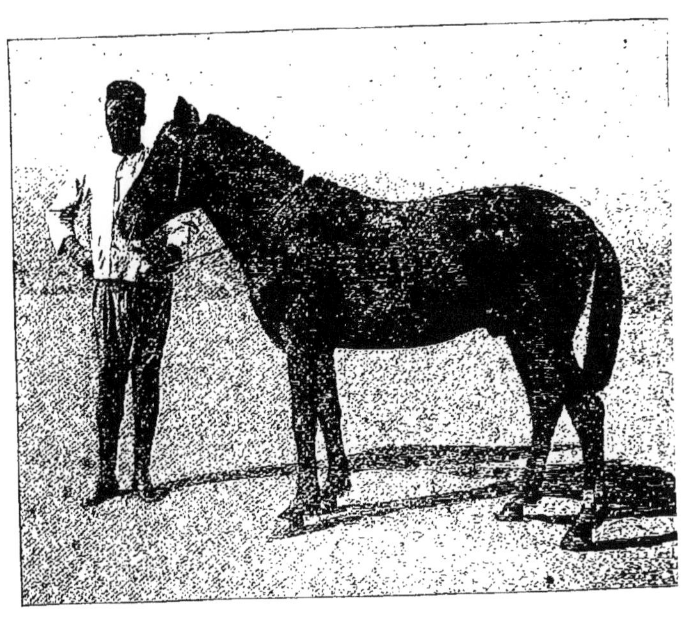

Cheval de Bornou (Tchad).

L'Européen qui, pour la première fois, arrive dans les pays chauds, éprouve, ordinairement, une sorte d'excitation générale qui, pendant quelque temps, laisse intacte l'activité physique et intellectuelle, puis, sous l'influence du climat et des premières atteintes des maladies tropicales, l'appétit diminue, les digestions sont plus laborieuses et la résistance à la chaleur plus pénible. Le cerveau se ressent aussi de l'action du climat et de l'état de l'estomac ; le caractère devient moins facile, l'intelligence plus paresseuse, la mémoire plus infidèle. Le besoin de repos se montre impérieux et, si l'on n'y prend garde, la tendance à l'apathie s'accentue, on reste indifférent à tout, sauf à des insuccès ou à des déboires dont on exagère l'importance, que l'on prépare soi-même, parfois, et contre lesquels on devient incapable de lutter.

Il importe donc d'avoir assez d'énergie pour prévenir un pareil danger. On y arrivera en réglant sagement l'emploi des forces dont l'organisme dispose.

L'Européen fournit aux Colonies un labeur plus important que ne le croient, généralement, ceux qui, ayant peu vécu dans nos possessions lointaines, ignorent les devoirs et les charges imposés au fonctionnaire, au commerçant ou au colon. Souvent, des actes répréhensibles, au point de vue qui nous intéresse, trouvent leur excuse dans les nombreux obstacles qui s'opposent à la réalisation de légitimes espérances ou les retardent. Heureux, encore, celui dont les efforts ne sont pas couronnés par une catastrophe. Ce que l'on peut reprocher à l'Européen, à notre avis, c'est de mal utiliser ses forces dans le travail et, surtout, de ne pas savoir employer ses loisirs.

Le colon et le commerçant ne devraient jamais oublier que le rôle de direction et de surveillance est celui auquel ils doivent se borner et que vouloir participer directement à des travaux qui exigent une activité physique exagérée ou l'exposition au soleil pendant les heures les plus chaudes de la journée c'est compromettre gravement, quelle que soit la vigueur de leur constitution, les intérêts de leur santé et, partant, ceux de leurs entreprises.

L'activité intellectuelle ne doit pas non plus être exagérée. Il ne faut point, surtout, qu'elle s'exerce au détriment du temps réservé au sommeil ni aux heures des repas.

Nous ne saurions donner d'indications précises au sujet de l'emploi des loisirs, chacun, croyons-nous, doit demeurer libre de mettre, en dehors de ses heures de travail, ses occupations et ses distractions en harmonie avec sa situation, ses relations, ses goûts et ses aptitudes, nous dirons, seulement, que le but à atteindre est de chercher à prolonger, sous une forme agréable, l'exercice des facultés physiques et intellectuelles.

La chaise-longue et la table de café doivent être abandonnées, le plus souvent possible.

Nous recommanderons, enfin, une grande prudence au sujet de l'activité génitale, dans un pays où les occasions sont faciles et les mœurs complaisantes. L'abus des rapprochements entre sexes débilite profondément l'organisme et cause assez fréquemment de graves désordres du côté du système nerveux central.

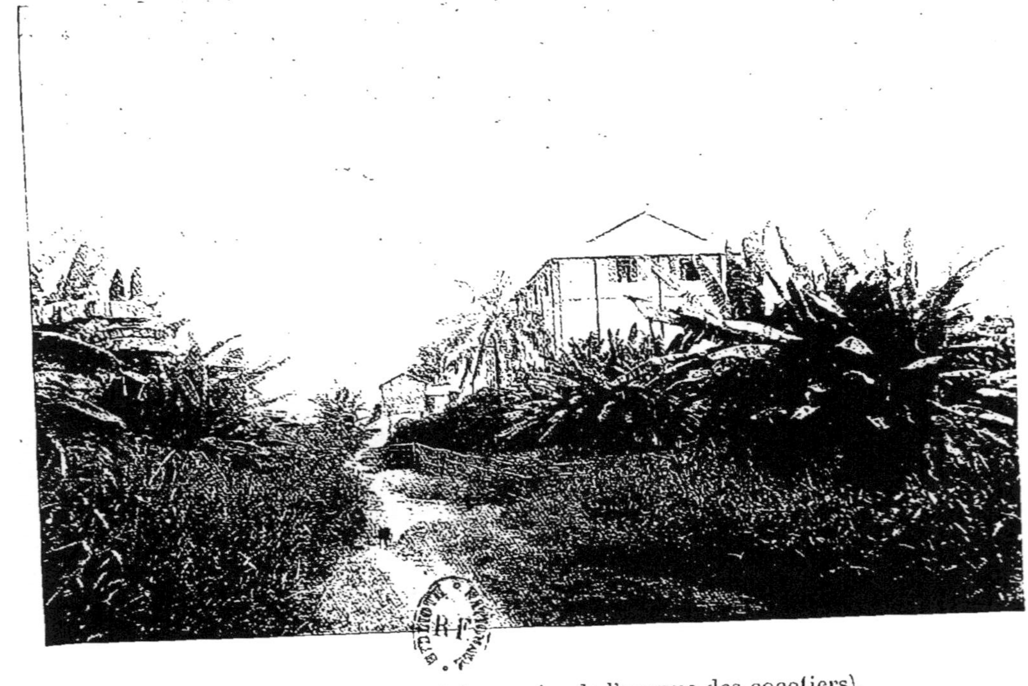

Libreville. — L'hôpital (vue prise de l'avenue des cocotiers).

CHAPITRE II

§ 1. — *Maladies internes.*

Anémie. — Alimentation tonique, exercice.

Lotions vinaigrées, le matin, suivies de frictions sèches.

Pepto-fer Robin.

Gouttes toniques :

Teinture de quinquina...........
    —   de rhubarbe...........
    —   de cannelle........... } ãã 5 grammes.
    —   de gentiane...........
    —   de kola..............

A prendre XV gouttes, au moment de chaque repas.

Liqueur de Fowler : Commencer par V gouttes au moment de l'un des repas ; augmenter chaque jour d'une goutte, ne pas dépasser XV gouttes par jour, puis diminuer chaque jour d'une goutte pour arriver à V gouttes. Cesser l'emploi du médicament pendant une ou deux semaines, et reprendre le traitement, s'il y a lieu.

Angine tonsillaire (mal de gorge). — Prendre un vomitif (ipéca, 1 gramme) ou un purgatif (sulfate de soude ou de magnésie, 30 grammes). Gargarismes émollients préparés avec des feuilles de fromager, de gombo ou d'hibiscus.

S'il existe des taches blanches sur les amygdales, badigeonnages au jus de citron.

Contre la fièvre, administrer chaque jour, pendant trois ou quatre jours :

> Sulfate de quinine........... 0 gr. 50.
> Antipyrine................. 1 gramme.

Prendre le soir la potion ci-dessous :

> Laudanum.............. XV gouttes.
> Eau de fleurs d'oranger... 15 grammes.
>
> Dans une tasse de lait chaud et sucré.

Boissons chaudes dans la journée : Infusion de corossol ou d'ayapana, de citronnelle, de fleurs d'oranger ou de thé.

Bains de pieds sinapisés aussi chauds qu'ils pourront être supportés (60 grammes de farine de moutarde par bain).

Badigeonnages à la teinture d'iode sur la partie antérieure du cou.

Anorexie (absence d'appétit). — Gouttes toniques, liqueur de Fowler. — Bière noire (stout) aux repas.

Hydrothérapie. Exercice.

Asthme. — Au moment de l'accès, fumer des cigarettes arsenicales, du papier nitré, des feuilles de datura stramonium.

> Potion :
> Ether...................... XX gouttes.
> Laudanum.................. XX gouttes.
> Sirop simple.............. 30 grammes.
> Eau...................... 125 grammes.

A prendre par cuillerées à bouche, de demi-heure en demi-heure.

Antipyrine, un gramme chaque jour.

En dehors des accès :

Solution { Iodure de potassium............ 20 grammes.
          { Sirop d'écorces d'oranges amères   500 grammes.

Prendre, pendant une semaine, une cuillerée à bouche de cette solution, au moment du repas du soir, puis deux cuillerées par jour, une à chaque repas.

Éviter les poussières, le refroidissement, les émotions.

Bronchite aiguë. — S'il existe de la fièvre et de l'embarras gastrique, prendre un vomitif (ipéca, 1 gramme) ou un purgatif salin (sulfate de soude ou de magnésie. 30 grammes).

Potion { Sirop d'opium.............. 20 grammes.
        { Eau de laurier-cerise......... 5 grammes.
        { Eau simple................ 100 grammes.

A prendre le soir dans une tasse de tisane chaude.

Régime léger. — Bouillon, potages, lait, œufs à la coque.

Badigeonnages à la teinture d'iode sur la partie antérieure de la poitrine.

Coryza (rhume de cerveau)

Poudre { Acide borique................. 15 grammes.
        { Salol...................... 5 grammes.
        { Chlorhydrate de cocaïne....... } ãã 0 gr. 20.
        { Menthol................... }

Priser une pincée de cette poudre toutes les heures, dès le début de l'affection.

Inhalations de vapeur d'eau phéniquée à 25 p. 1000.

Antipyrine, un gramme chaque jour.

Coliques.

Potion { Laudanum............ XV gouttes.
        { Infusion de thé........ une tasse.
        { Sucre.............. quantité suffisante.

ou bien

Potion
- Hydrate de chloral............ 1 à 3 grammes.
- Sirop de grenadine ou de groseille 40 grammes.
- Eau......................... 129 grammes.

A prendre en trois fois à une heure d'intervalle.

Application de linges chauds sur le ventre.

Onctions à l'huile camphrée laudanisée. Cataplasmes laudanisés.

S'il existe de la constipation, prendre un purgatif (huile de ricin ou sulfate de soude) ou un lavement huileux ou émollient.

Coliques hépatiques. — *Symptômes* : Douleur subite, très vive, dans le flanc droit et au niveau du creux de l'estomac, s'irradiant vers l'omoplate droite, dans l'épaule et le bras du même côté, débutant quelques heures après le repas.

La douleur revient par accès, il n'y a ordinairement pas de fièvre, mais il peut survenir des frissons, des vomissements, et, parfois, du délire et des convulsions.

La teinte jaune de la peau est surtout prononcée quelques heures après le début des douleurs.

Traitement : Grands bains prolongés, applications sur le flanc droit de linges chauffés, de cataplasmes, de ventouses.

Potion
- Chloroforme................ XX gouttes.
- Laudanum.................. XV gouttes.
- Eau....................... 125 grammes.

A prendre par cuillerées à bouche, de quart d'heure en quart d'heure.

ou bien

Potion
- Hydrate de chloral......... 2 grammes.
- Sirop de morphine.......... 20 grammes.
- Alcool de menthe........... 4 grammes.
- Eau....................... 125 grammes.

A prendre comme la potion précédente.

Si les vomissements empêchent l'administration de
l'une ou l'autre de ces potions, faire une injection de
morphine.

Combattre les vomissements à l'aide de boissons
gazeuses, de champagne frappé.

Après la crise, administrer deux grammes de rhubarbe.

Coliques néphrétiques. — *Symptômes* : Douleur
excessivement vive au niveau de la région lombaire
s'irradiant vers la vessie, le canal de l'urèthre et la
cuisse correspondant au côté malade.

Les extrémités deviennent froides, les traits sont
altérés, il peut exister des vomissements, des convulsions, des syncopes. Il n'y a pas de fièvre. L'urine
émise est en petite quantité, trouble et sanguinolente.
Ces symptômes peuvent durer de quelques heures à
quelques jours en présentant des rémissions et des
exacerbations.

Traitement : Pendant l'accès, grands bains chauds ;
onctions au liniment chloroformé ou camphré sur la
région lombaire.

Potion au chloroforme ou potion au chloral comme
dans le cas de coliques hépatiques. S'il y a des vomissements, injections de morphine.

Boissons acidules gazeuses ou glacées, champagne
frappé.

Les personnes sujettes aux coliques hépatiques ou
néphrétiques doivent, dès que l'occasion se présente,
consulter le médecin qui, après examen, leur indiquera
le traitement à suivre en dehors des accès.

Coliques saturnines. — *Symptômes* : Les coliques
saturnines sont précédées de maux de tête, de constipation, de dégoût pour les aliments.

« L'habitus du malade présente quelque chose de tout spécial. La figure est pâle, les traits tirés portent l'empreinte d'une inexprimable souffrance ; indifférent à tout ce qui se passe autour de lui et absorbé par la douleur, le malade pousse, par intervalles, des gémissements plaintifs et appelle un soulagement ; il se tord dans son lit, se couche sur le ventre ; en un mot, il n'est pas de situation qu'il ne prenne dans l'espoir d'apaiser ses tortures. Les douleurs qu'il ressent et qu'il localise bien dans le creux de l'estomac sont continues, mais elles présentent des paroxysmes qui les rendent presque tolérables dans leurs intervalles. Une palpation superficielle les exagère, tandis qu'une pression large et profonde les atténue. » (Laveran et Teissier. *Pathologie médicale.*)

Traitement : Cataplasmes laudanisés sur le ventre.

Injection hypodermique de chlorhydrate de morphine.

ou bien

	Teinture de belladone.......	XX gouttes.
Potion	Sirop d'opium...............	20 grammes.
	Eau simple..................	100 grammes.

A prendre en deux fois à une demi-heure d'intervalle.

Contre la constipation : Lavements purgatifs.

Huile de ricin ou sulfate de soude à la dose de 30 grammes, après l'accès, traitement à l'iodure de potassium (voir asthme).

Éviter de faire usage pour la boisson, la cuisine ou la toilette, d'eau ayant coulé sur des toitures peintes au minium.

Congestion cérébrale. — *Symptômes* : Forme légère : visage coloré, pesanteur de tête, vertiges, éblouissements, bourdonnements d'oreilles, sommeil troublé par des rêves ou des cauchemars ou bien insomnie habituelle.

Forme grave : Les symptômes précédents s'exagèrent, le malade perd connaissance et reste plus ou moins long-temps dans le coma (assoupissement profond avec aboli-tion de la sensibilité et de la motilité volontaire).

Traitement : Compresses froides sur la tête. Si pos-sible, appliquer quelques sangsues derrière les oreilles. Aérer la chambre où se trouve le malade. Diète com-plète, boissons fraîches. Lavement purgatif.

Sulfate de soude..............	15 grammes.
Eau tiède...................	500 grammes.

Purgatifs : Eau-de-vie allemande, 30 grammes.

> ou aloès 0 gr. 50 à 1 gramme.
> ou cascara sagrada, 0 gr. 50 centigr.
> ou podophyllin, 0 gr. 03 centigr.

Congestion du foie. — *Symptômes* : Sensation de tension, de pesanteur dans le flanc droit, douleur sourde s'irradiant vers l'épaule du même côté et assez vive, parfois, pour gêner les mouvements de la respiration. Il peut exister de la fièvre.

Traitement : Purgatifs salins, sulfate de soude, de magnésie, eau de Carabana, d'Hunyadi Janos.

Eau de Vichy, de Vals, de Pougues.

Bains et douches, frictions générales.

Sulfate de quinine 0 gr. 50 à 1 gramme, chaque jour, pendant quelques jours.

Préparations de quinquina.

Congestion pulmonaire. — *Symptômes* : Toux, respiration pénible, point de côté, douleur de tête, nausées, vomissements, fièvre très forte, parfois cra-chats sanguinolents.

Traitement : Administrer un ipéca. Appliquer sur les parois de la poitrine des ventouses sèches. Inhalations d'éther. Lavement purgatif. Régime : lait et bouillon.

Constipation. — Purgatifs : Sulfate de soude, 15 à 20 grammes, ou

> Eau de Carabana ou d'Hunyadi-Janos, un verre le matin.
> Huile de ricin, 15 à 30 grammes.
> Poudre de rhubarbe, 1 à 3 grammes.
> Podophyllin, 0 gr. 01 à 0 gr. 05.
> Cascara sagrada, 0 gr. 50 à 0 gr. 75.
> Poudre laxative de Vichy, fruit salt.

Nous conseillons de ne pas abuser des purgatifs et contre la constipation habituelle d'employer la macération de bois de quassia africana, arbuste qui se rencontre communément dans les forêts du Gabon.

On coupe par morceaux de cinq à dix centimètres la tige et les branches de cet arbuste et on fait sécher. Au moment de s'en servir, on enlève l'écorce avec un couteau, puis, pendant dix minutes, on fait macérer quelques morceaux de bois dans 250 grammes d'eau. Cette macération est prise le matin, au réveil.

Hydrothérapie, exercice modéré.

Diarrhée. — 1º diarrhée due au refroidissement ou à l'abus de la glace

Potion {
> Sous-nitrate de bismuth....... 5 grammes.
> Laudanum.................... XV gouttes.
> Chloroforme................. XX gouttes.
> Infusion de thé sucrée........ 125 grammes.

A prendre 4 à 6 cuillerées à bouche par jour.

2º diarrhée due à une indigestion ou à l'ingestion d'aliments avariés.

Ipéca, 1 gramme ou sulfate de soude, 30 grammes.

Potion {
> Laudanum.................... XV gouttes.
> Ether....................... XX gouttes.
> Eau sucrée.................. 125 grammes.

Régime lacté, œufs à la coque, pendant deux ou trois jours.

3° diarrhée palustre ; apparaît périodiquement chez les individus impaludés ; accompagne, parfois, l'accès de fièvre ou lui succède.

Traitement par le sulfate de quinine à la dose de 0 gr. 75, pendant trois jours et de 0 gr 50, pendant trois autres jours.

Vin de quinquina. Vin de kola.

Dysenterie. — *Symptômes* : Forme bénigne : au début, malaise général, dégoût pour les aliments, diarrhée muqueuse ou bilieuse, puis coliques, envies fréquentes d'aller à la garde-robe, tenesme (faux besoin). Les matières rendues sont en petite quantité, gélatineuses, ressemblant à des mucosités ou à de la graisse.

Traitement : Sulfate de soude, 25 grammes.

Le soir :

$$\text{Potion} \begin{cases} \text{Laudanum} \dots \dots \dots \dots \quad \text{XV gouttes.} \\ \text{Eau} \dots \dots \dots \dots \dots \quad \text{100 grammes.} \end{cases}$$

Le matin et le soir, lavement amidonné ;

Amidon. . . . . 10 grammes.
Eau. . . . . 250 grammes.

ou bien, lavement désinfectant et astringent ;

Naphtol. . . . . 1 gramme.
Sous-nitrate de bismuth. . . . . 4 grammes.
Laudanum. . . . . V gouttes.
Infusion de thé ou de feuilles de goyavier. . 200 grammes.

Nettoyer d'abord l'intestin à l'aide d'un lavement à l'eau boriquée tiède.

Eau boriquée à $\dfrac{40}{1.000}$ . . . . 500 grammes.

Ce lavement est rendu au bout de quelques minutes, on administre, ensuite, un des lavements formulés précédemment. Ce dernier lavement doit être gardé le plus longtemps possible.

S'il existe de la fièvre, faire prendre du sulfate de quinine à la dose d'un gramme, pendant deux jours et de 0 gr. 50, pendant trois ou quatre jours.

Ne pas oublier que la diarrhée et la dysenterie peuvent être occasionnées ou entretenues par la présence de vers dans les intestins (Voir le traitement des parasites de l'intestin).

Forme grave : quand la dysenterie revêt la forme grave, d'emblée ou par suite de la négligence apportée au traitement de la dysenterie simple, on observe les symptômes suivants : Fièvre parfois accompagnée de délire, douleurs abdominales excessivement vives, selles très nombreuses (jusqu'à 200 dans les 24 heures), fétides, liquides, en général, contenant du sang et de la graisse, présentant l'aspect du frai de grenouille ou de la lavure de chair. La bile peut y être dominante.

Cette grave maladie exige que le malade soit dirigé, le plus tôt possible, sur un poste médical. Si l'éloignement ou les difficultés de communications ne le permettent pas, instituer le traitement suivant :

Infusion { Racine d'ipécacuanha......... 5 grammes.
          { Eau .... 150 grammes.

ajouter XV gouttes de laudanum.

Faire prendre par cuillerées à soupe toutes les heures.

Naphtol........................... 1 gramme.
Sous-nitrate de bismuth........... 2 grammes.
en trois paquets, faire prendre dans les 24 heures.

Sulfate de quinine à la dose d'un gramme, pendant trois ou quatre jours, puis de 0 gr. 50, pendant le même nombre de jours.

Administrer des lavements comme dans le cas de dysenterie simple.

Applications de cataplasmes, onctions à l'huile chloroformée ou laudanisée sur le ventre.

Régime lacté exclusif. Tisanes : eau albumineuse, riz, infusion de feuilles de goyavier.

Pendant la convalescence, alimentation modérée, lait, œufs à la coque, bouillon léger, peptone, jus de viande si cela est possible ; plus tard, pain grillé, purée de pommes de terre à l'eau, purée de lentilles, viandes grillées, crème de riz, œufs au lait, biscuits. Vins généreux. Vin de quinquina ou de kola.

Bains, frictions générales stimulantes.

Dans le cas de rechute ou de récidive le rapatriement s'impose.

Dyspepsie. — La perversion, la diminution ou l'augmentation (boulimie) de l'appétit, la lenteur et la difficulté des digestions, le sentiment de pesanteur au creux de l'estomac, la somnolence, les bâillements après les repas, une douleur assez vive, quelquefois, sont les principaux phénomènes morbides qui caractérisent la dyspepsie.

Il n'est guère possible, dans ce travail, d'indiquer le traitement d'une affection qui revêt plusieurs formes et n'est la plupart du temps que le symptôme de l'altération d'un organe éloigné ou d'un trouble de l'état général.

Le malade qui se croit atteint de dyspepsie doit observer attentivement tous les symptômes qu'il éprouve, même les moins importants et ceux qu'il pourrait penser être étrangers à l'affection dont il souffre. En faisant connaître ces symptômes au médecin, il donnera aussi des renseignements sur les maladies dont il a été atteint antérieurement et sur ses habitudes de vie.

Embarras gastrique simple. — *Symptômes* : Malaise général, perte de l'appétit, maux de tête, langue couverte d'un enduit blanchâtre, soif ardente, constipation, quelquefois nausées et vomissements.

Traitement : Premier jour, ipéca 1 gramme ; troisième jour, sulfate de soude ou de magnésie, 30 grammes.

Boissons acidulées froides.

Aliments faciles à digérer.

Fièvre paludéenne. — Le paludisme s'observe, au Congo, sous toutes ses formes. Les accès paludéens sont surtout fréquents et violents dans les régions de l'Ogooué et du Kuilou. L'accès pernicieux est relativement rare. La fièvre bilieuse hématurique, au contraire, est une affection commune mais qui, en général, ne présente pas d'allures graves.

Symptômes : Des frissons dont la durée est variable constituent, ordinairement, pour le malade, le début de l'accès de fièvre paludéenne. La sensation de froid est telle, parfois, que deux ou trois couvertures sont facilement supportées. A ce symptôme s'ajoutent le grincement de dents, des douleurs de tête, de la faiblesse générale, des douleurs (sensation de brisement) au niveau des articulations des poignets et des genoux, des nausées ou des vomissements, une sensation de pesanteur au niveau du creux de l'estomac.

A la période de froid succède la période de chaleur, qui dure six à huit heures et est caractérisée par une sensation de chaleur brûlante sur toute la surface du corps et, surtout, au visage, qui se colore fortement. Les douleurs de tête accompagnent cette période de l'accès pendant laquelle la soif est très vive.

Enfin, la période de transpiration termine l'accès palustre, le malade ressent un soulagement sensible au moment où cette période s'établit, il est moins altéré, les douleurs de tête diminuent, mais la faiblesse générale reste, parfois, très grande.

Tels sont les symptômes qui caractérisent l'accès de fièvre paludéenne et causent quelquefois, chez le nouvel arrivé, que le paludisme atteint pour la première fois, une inquiétude bien compréhensible, surtout au stade de froid qui semble annoncer une maladie d'une gravité exceptionnelle.

Ces symptômes peuvent, en partie, faire défaut. L'accès débute par des vomissements, par exemple, par des coliques ou de violentes douleurs de tête, par une névralgie. A Libreville, le fait est assez souvent observé.

La transpiration peut être très peu abondante et même nulle.

Enfin, l'accès palustre peut revêtir la forme névralgique ou se traduire par des coliques sèches ou par de la diarrhée.

Chaque fois qu'une névralgie apparaît à intervalles réguliers, que des coliques ou de la diarrhée ne s'expliquent ni par un refroidissement, ni par un écart de régime, ni, enfin, par l'ingestion d'aliments avariés (conserves) ou de substances toxiques (usage d'eau contenant du plomb), il est permis de supposer que ces affections sont des manifestations du paludisme.

Traitement : Le traitement peut se borner à l'administration de 0 gr. 75 à un gramme de sulfate ou de bromhydrate de quinine et à renouveler cette dose, chaque jour, pendant trois ou quatre jours. Mais l'accès de fièvre paludéenne est souvent accompagné d'embarras gastrique. La langue est recouverte d'un enduit blanchâtre ou jaunâtre, l'haleine est fétide, l'appétit nul, la soif vive ; il existe, parfois, des nausées ou des vomissements. Il convient, dans ce cas, de faire une injection de bromhydrate ou de chlorhydrate de quinine, puis de faire prendre un gramme de poudre d'ipéca et, s'il est nécessaire, le surlendemain, 30 grammes de sulfate de soude ou de magnésie.

En général, les premières atteintes de paludisme sont caractérisées par des accès tierces (deux accès en trois jours séparés par un jour sans fièvre). Aussi est-il prudent de ne pas s'en tenir à l'ingestion d'une seule dose de quinine et faut-il en continuer l'usage pendant cinq ou six jours.

L'insomnie et l'agitation pendant la nuit seront combattues par l'une ou l'autre des potions suivantes :

I
- Laudanum........................... XV gouttes.
- Bromure de potassium............... 2 grammes.
- Infusion sucrée (thé ou citronnelle).... une tasse.

A prendre en trois fois à une demi-heure d'intervalle.

II
- Hydrate de chloral........... 1 gramme.
- Bromure de potassium........ 2 grammes.
- Alcool de menthe............. une cuillerée à café.
- Infusion sucrée.............. une tasse.

A prendre de la même façon que la potion précédente.

On traitera les névralgies par la quinine et l'antipyrine.

Sulfate de quinine, 0 gr. 75 à un gramme.

Limonade
- Antipyrine.............. 1 à 2 grammes.
- Eau sucrée............. un verre ordinaire.
- Jus de citron........... quantité suffisante.

A prendre en deux ou trois fois à une heure d'intervalle.

La diarrhée sera combattue par la quinine et les astringents.

Potion
- Sous-nitrate de bismuth.......... 5 grammes.
- Laudanum...................... XV gouttes.
- Infusion (thé ou feuilles de goyavier) 180 grammes.

A prendre par cuillerées à bouche, dans la journée.

S'il survient de l'embarras gastrique, prendre 30 grammes de sulfate de soude.

Enfin, contre les coliques on emploiera également la quinine et les potions laudanisées.

Potion { Laudanum.................. XV gouttes.
         Ether..................... XX gouttes.
         Infusion sucrée........... 120 grammes.

Tenir la fiole bien bouchée.

A prendre en trois fois à une demi-heure d'intervalle.

Sur le ventre on appliquera de l'huile camphrée, du liniment chloroformé, des cataplasmes ou des linges chauds, secs ou humides.

Prévenir le retour des accès palustres par l'usage des préparations de quinquina, par la liqueur de Fowler et la quinine préventive (voir plus loin).

Fièvre bilieuse hématurique. — La fièvre bilieuse hématurique, nous l'avons déjà dit, est fréquemment observée au Congo. Elle atteint très rarement les Européens comptant moins d'une année de séjour dans la Colonie, mais au delà des limites de ce temps ceux qui sont anémiés et impaludés doivent prendre de grandes précautions pour échapper aux atteintes de cette maladie.

Il faut s'abstenir de séjourner dans les terrains marécageux (parties de chasse), éviter les fatigues de quelque nature qu'elles soient, les longues marches au soleil, les veilles prolongées, les intempérances de régime, les excès vénériens. L'alcoolisme rend beaucoup plus sérieuses les atteintes de cette affection.

Symptômes : La fièvre bilieuse hématurique est, ordinairement, précédée d'un seul ou de plusieurs accès de fièvre présentant les caractères de l'accès paludéen ordinaire.

Les approches de l'accès bilieux sont signalées par de

la lassitude, une sensation de gêne, de pesanteur au creux de l'estomac, des douleurs du côté des reins, le foie semble lourd et dans la région qu'il occupe le malade éprouve, parfois, des douleurs sourdes. L'enduit qui, depuis plusieurs jours déjà, recouvre la langue, augmente d'épaisseur et devient jaunâtre, l'haleine est fétide, la soif vive, il existe des nausées et une forte migraine, enfin apparaissent, généralement, des frissons plus violents et plus prolongés que ceux de l'accès palustre ordinaire. Des vomissements bilieux très abondants, quelquefois, succèdent aux nausées, les douleurs de tête et de reins augmentent, la peau, brûlante et sèche, prend une teinte jaune pâle ou jaune ocre. Chez certains malades, le visage est rouge, les yeux injectés. Les urines, rendues en quantité beaucoup plus faible que d'habitude, sont rouge foncé ou noires. Leur émission est douloureuse. C'est, en général, peu de temps après le début de l'accès que le malade s'aperçoit qu'il *pisse du sang*.

Si l'accès doit être unique, il se termine par des sueurs plus ou moins abondantes, les symptômes énumérés précédemment s'amendent ou disparaissent, mais le malade éprouve une grande faiblesse et, pendant la convalescence qui, même dans ce cas, peut être assez longue, le retour d'un accès semblable au premier est particulièrement à redouter. Une imprudence de régime, un refroidissement pendant la nuit, une vive contrariété même peuvent être cause de l'apparition d'un nouvel accès.

Il peut arriver que la fièvre dure plusieurs jours de suite, mais avec des *rémissions*, c'est-à-dire que le matin, d'ordinaire, la température du malade est moins élevée que dans l'après-midi ou pendant la nuit. Les nausées et les vomissements en persistant, alors, fatiguent beaucoup le malade qui ne peut garder aucun aliment et dont la faiblesse augmente de plus en plus. La soif est toujours très vive et le malade devient très exigeant pour la satisfaire ; à chaque instant il demande une boisson faite à son gré, boisson qui est rejetée peu de temps après avoir été prise. A la sensation de gêne, de pesanteur au creux de l'estomac s'ajoute de l'oppression. Les douleurs de tête et de reins sont, parfois, très fortes tant que la température se maintient élevée. L'embarras gastrique persiste avec une ténacité extraordinaire. La quantité d'urine émise en 24 heures est, le plus souvent, peu considérable, quelques centaines de grammes, au plus.

Enfin, pendant la nuit, le malade est agité et privé de sommeil.

Tels sont, en résumé, les symptômes présentés par la fièvre bilieuse hématurique, intermittente ou rémittente.

Traitement : La façon de débuter de la fièvre bilieuse hématurique indique combien il est important de ne jamais négliger le traitement des accès de fièvre palustre et combien aussi les précautions hygiénique sont nécessaires.

Dès que l'accès bilieux hématurique est déclaré on fait, si c'est possible, une injection de bromhydrate ou de chlorhydrate de quinine, sinon on administre le médicament par la bouche à la dose d'un gramme, en cachet ou en solution dans une demi-tasse de café non sucré.

Si les maux de tête sont violents, faire prendre, aussi, un gramme d'antipyrine.

S'il y a de la constipation, administrer un des lavements purgatifs ci-dessous :

> Décoction émolliente (feuille de gombo ou de fromager)................ 500 grammes.

ou bien

> Huile de ricin, ou à défaut, huile d'olive 3 cuillerées à bouche.
> Jaune d'œuf........................ un.
> Décoction émolliente................ 300 grammes.

Frictions vigoureuses sur la région des reins ; sur le creux de l'estomac, application de teinture d'iode ou de cataplasmes légers renouvelés dès qu'ils sont froids.

Le soir, préparer l'une ou l'autre des potions suivantes :

I
- Eau sucrée.................... 150 grammes.
- Hydrate de chloral............ 1 gramme.
- Bromure de potassium......... 2 grammes.
- Alcool de menthe............. une cuillerée à café.

A prendre en trois fois à une demi-heure d'intervalle.

II
- Bromure de potassium .... 2 grammes.
- Laudanum........................ XV gouttes.
- Infusion sucrée (thé ou citronnelle).. 125 grammes.

¡A prendre de la même façon que la potion précédente.

Si le malade ne peut pas garder l'une de ces potions, il convient de lui administrer un lavement au chloral ou de lui faire une injection de morphine.

Lavement
- Hydrate de chloral.... 3 grammes.
- Eau .... un verre à Bordeaux.
- Lait.................. un demi-verre à boire.
- Jaune d'œuf........... un.

Faire une émulsion avec le lait et le jaune d'œuf, ajouter peu à peu, en remuant, le chloral dissous dans l'eau.

Le lendemain, administrer un purgatif, calomel ou, à défaut, sulfate de soude ou de magnésie.

- Calomel........................ 0 gr. 80.
- Rhubarbe...................... 1 gramme.

En quatre cachets.

Prendre un cachet toutes les heures, à partir de six ou sept heures du matin.

- Sulfate de soude............... 30 grammes.
- Eau........................... un verre à boire.

A prendre en trois fois à un quart d'heure d'intervalle.

Renouveler l'administration de la quinine en injection hypodermique ou bien en cachet ou en solution.

Contre les vomissements :

Potion
Chloroforme............	XXX gouttes.
Alcool de menthe......	une cuillerée à café.
Eau.................	deux verres à Bordeaux.

Tenir la fiole bien bouchée et agiter avant de s'en servir.

A prendre par cuillerées à bouche, à intervalles plus ou moins rapprochés selon la fréquence ou la rareté des vomissements.

Le soir, une injection de morphine ou une potion au chloral et au bromure de potassium, comme la veille.

Régime et boissons : bouillon, lait coupé avec de l'eau de Vichy, Champagne avec de l'eau, frappé ou non. Ne faire prendre, chaque fois, que de faibles quantités de liquide.

Frictions vigoureuses sur la région des reins. Application de cataplasmes sur le creux de l'estomac et de teinture d'iode sur la région occupée par le foie.

Le troisième jour : administrer de la quinine en injection ou en cachet ou en solution.

Potion chloroformée comme plus haut.

Potion
Antipyrine............	2 grammes.
Eau	un verre ordinaire.
Jus de citron..........	quantité suffisante.
Sucre...............	

A prendre par cuillerées à bouche dans la journée.

Le soir, injection de morphine ou bien potion au chloral.

Régime et boissons : Bouillon, lait avec de l'eau de Vichy, champagne avec de l'eau ou limonade au citron, vin blanc avec de l'eau sucrée, limonade tartrique vineuse.

Limonade { Acide tartrique.......... 1 gramme.
          Vin rouge.............. un verre à boire.
          Sucre.................. 30 à 50 grammes.
          Eau, quantité suffisante pour compléter à un litre.

A prendre par verres à Bordeaux, dans la journée.

Avoir soin de tenir le malade bien propre, le changer de linge aussi souvent que cela est nécessaire, le frictionner sur toute la surface du corps, une ou deux fois par jour, avec un morceau de flanelle trempé dans l'acool camphré.

Le quatrième jour, si la température du malade est redevenue normale, diminuer un peu la dose de quinine (0 gr. 60 à 0 gr. 80 au lieu d'un gramme) ou bien faire une demi-injection le matin et une demi-injection le soir.

Faire prendre un gramme d'antipyrine, chaque jour, pendant quelques jours encore.

Continuer l'usage de la potion au chloroforme jusqu'à ce que les urines aient repris une couleur jaune ambrée.

Le soir, faire une injection de morphine ou bien donner XV gouttes de laudanum dans un demi-verre d'eau ou de tisane sucrée.

Régime et boissons : Bouillon, jus de viande, œufs au rhum, lait, champagne, etc.

Si l'estomac ne peut pas tolérer une quantité suffisante des aliments que nous venons de citer, administrer chaque jour un ou deux lavements nutritifs.

Lavement nutritif : Faire dissoudre trois ou quatre morceaux de sucre dans un verre à boire d'eau chaude et battre deux jaunes d'œufs avec le liquide, ajouter une pincée de sel et *cinq gouttes* de laudanum. On peut remplacer l'eau chaude par du bouillon du lait ou du vin.

Avant de faire prendre ce lavement, il faut vider l'intestin à l'aide d'un lavement à l'eau tiède que l'on renouvellera quelques heures après l'administration du lavement nutritif, pour éviter l'irritation que peut produire la décomposition des matières non absorbées.

Dans le cas où il ne serait pas possible de faire des injections de quinine ou de faire prendre au malade le médicament par la bouche on pourrait ajouter au lavement nutritif du sulfate ou du bromhydrate de quinine.

Renouveler les frictions excitantes. S'il y a tendance à la constipation, faire prendre une dose d'huile de ricin, de fruit salt ou un verre d'eau de Carabana ou d'Hunyadi-Janos.

Les jours suivants, continuer l'usage de la quinine en diminuant, graduellement, la dose quotidienne du médicament. Si un nouvel accès se déclare, reprendre les doses primitives.

Alimentation substantielle et légère, vins généreux. Frictions et bains. Éviter toute fatigue et toute imprudence, pendant la convalescence.

Les exigences du traitement de la fièvre bilieuse hématurique, la gravité des atteintes de cette affection, chez les individus déjà impaludés, anémiés ou fatigués par un séjour plus ou moins long dans la Colonie, enfin, les complications à craindre dans le cours de la maladie, rendent nécessaire, quand cela est possible, l'évacuation du malade sur un poste médical.

Le rapatriement s'impose après toute atteinte grave ou après deux atteintes un peu sérieuses, en moins d'une année.

Fièvre pernicieuse. —[D'emblée ou dans le cours d'accès de fièvre palustre, ayant éclaté après une exposition prolongée de l'individu au soleil ou à la chaleur, ou bien, par suite d'une prédisposition de l'organisme créée par une maladie dont il est déjà atteint, par une diathèse et même, parfois, par le mépris des préceptes de l'hygiène, on peut voir survenir des accidents dits pernicieux. Au Congo, ces accidents affectent, en général, la forme délirante ou la forme comateuse.

Accès pernicieux a forme délirante. — *Symptômes* : Maux de tête violents, les yeux sont brillants, injectés, très sensibles à la lumière ; loquacité extraordinaire, agitation qui demande à être surveillée de près car le malade peut s'échapper de son lit et se précipiter par une fenêtre.

L'accès peut avoir les mêmes débuts qu'un accès ordinaire, c'est au moment de la période de chaleur que se déclarent les manifestations cérébrales.

Traitement : L'injection, en pareil cas, est le meilleur moyen à employer pour administrer la quinine. Si l'on se trouve dans l'impossibilité d'utiliser ce moyen, tâcher de faire prendre par la bouche la quinine délayée dans du café, dans du vin ou dans de l'eau. Recourir, enfin, à l'administration par les lavements, si le malade est incapable de prendre le médicament par la voie buccale.

Appliquer sur la tête des mouchoirs trempés dans de l'eau fraîche ou de l'eau glacée.

Sinapismes aux mollets. La farine de moutarde Coolman peut remplacer les sinapismes Rigollot qui, ordinairement, sont avariés après quelques mois de séjour dans la Colonie.

On laisse les sinapismes en place un quart d'heure, puis on les applique au-dessus ou au-dessous de l'endroit où ils se trouvaient tout d'abord.

Si l'on peut se procurer des sangsues, en placer derrière les oreilles, six à huit de chaque côté.

Administrer un lavement purgatif (sulfate de soude).

Pour combattre l'agitation, essayer de faire prendre la potion suivante, par cuillerées à bouche, toutes les dix minutes :

Hydrate de chloral............ 2 grammes.
Bromure de potassium........ 2 grammes.
Laudanum.................. X gouttes.
Eau sucrée.................. un verre à boire.

ACCÈS PERNICIEUX A FORME COMATEUSE. — *Symptômes :*
Le malade se plaint de douleurs de tête et de reins, de
vertiges, il éprouve un assoupissement auquel il ne peut
pas résister, puis l'intelligence devient moins nette, la
lumière ne produit plus aucun effet sur les pupilles,
enfin, le coma s'établit, le malade semble plongé dans un
sommeil profond, les muscles des bras et des jambes
n'offrent plus aucune résistance quand on soulève les
membres, la respiration est rapide et stertoreuse, c'est-
à-dire imite le bruit que produit l'eau en ébullition.

La température du malade peut dépasser 41 degrés.
Lorsque, pendant l'accès, la peau se couvre de sueurs,
les symptômes dont nous venons de parler disparaissent,
mais, si la transpiration est peu abondante il faut attentivement surveiller le malade qui, ayant repris connaissance sous l'influence du traitement, peut, au bout de
quelque temps, retomber dans le coma.

Le traitement est le même que celui de l'accès à forme
délirante. On fera des frictions vigoureuses à l'alcool
simple ou camphré, sur toute la surface du corps, afin de
provoquer l'apparition des sueurs.

Il ne faut pas perdre de vue que la fièvre pernicieuse à forme comateuse, principalement, peut survenir
dans le cours d'une série d'accès palustres ordinaires.
Ainsi que nous l'avons dit, à propos de la fièvre bilieuse
hématurique, on ne doit jamais négliger le traitement des
accès paludéens simples.

Les accidents graves occasionnés par le paludisme
peuvent être atténués et souvent évités par l'emploi de
la quinine préventive, dont nous sommes absolument
partisan.

Une dose quotidienne de 0 gr. 10 à 0 gr. 25 de sulfate de quinine agit comme amer et comme tonique, entretient l'appétit, assure la liberté du ventre, prévient l'apparition de ces malaises fréquents qui se traduisent par de la lassitude, de la faiblesse dans les membres inférieurs, de l'inappétence, de l'inaptitude au travail et qui ne sont que des formes légères du paludisme.

Nous croyons que l'usage constant de la quinine, à faible dose, peut prévenir les atteintes de la fièvre bilieuse hématurique.

Ceux qui n'étant point encore impaludés n'ont jamais employé la quinine ne prendront que 10 à 15 centigrammes de ce médicament, chaque jour. Ceux qui ont déjà subi les atteintes du paludisme augmenteront un peu la dose, mais ne dépasseront jamais 25 centigrammes.

Quand on se trouve dans l'obligation de s'exposer, pendant quelques jours, aux effluves de terrains marécageux (voyages, défrichements), il est bon de pousser la dose quotidienne jusqu'à 50 centigrammes.

Les insuccès qui ont été observés à la suite de la médication préventive par la quinine tiennent, à notre avis, moins à l'inefficacité du médicament qu'à l'oubli trop complet des règles de l'hygiène. Parce qu'on prend de la quinine chaque jour, on n'est point autorisé à chasser dans les marais, à se garantir du soleil à l'aide d'une casquette, à prolonger de joyeuses veillées, enfin, à se livrer à des écarts de régime ou à des excès vénériens.

Il est très imprudent de prendre, à titre préventif, le sulfate de quinine à la dose quotidienne de 0 gr. 60, 0 gr. 80 et même 1 gramme parce que ce médicament n'est pas inoffensif et, aussi, parce que, dans les cas graves, il ne rend plus les mêmes services à cause de l'abus qui en a été fait.

Enfin, la quinine à faible dose remplace avantageusement les préparations de quinquina et, surtout, le vin de quinquina qui, en général, est mal supporté par l'estomac. Si vous possédez d'excellent vin, gardez-vous bien d'y ajouter de la teinture de quinquina, réservez-le plutôt pour la fin d'un repas ; votre palais et votre estomac en seront beaucoup plus satisfaits.

Gastralgie ou crampe d'estomac. — *Symptômes* : Au niveau de la région occupée par l'estomac douleurs vives ressemblant à une brûlure, à une crampe, sensation de froid, de formication. Le malade est agité et se plaint beaucoup, ses extrémités deviennent froides, les douleurs sont, quelquefois, assez fortes pour amener des défaillances et même du délire.

L'accès de gastralgie peut durer de quelques minutes à plusieurs heures. Cette affection peut être accasionnée par les excès de table, l'abus de l'alcool, du tabac, du café ou du thé, par la présence de vers dans l'intestin, enfin, elle est, parfois, une manifestation du paludisme.

Traitement : Nous ne pouvons ici, comme dans beaucoup d'autres cas, donner que des indications sommaires destinées, surtout, à combattre les symptômes observés. Le malade qui est sujet aux crises de gastralgie doit, dès qu'il le peut, consulter le médecin qui, après examen, fera connaître le traitement à suivre dans le but d'obtenir la guérison complète de la maladie.

On pourra, au moins, augmenter l'intervalle des crises en supprimant les excès ou les abus que nous avons signalés, en prenant des vermifuges ou en faisant usage de la quinine, s'il y a lieu.

Au moment des crises, les douleurs seront combattues par l'opium, l'éther, le chloroforme et par l'application, sur le creux de l'estomac, de cataplasmes ou de linges trempés dans de l'eau très chaude.

	Ether ou chloroforme.....	XX à XXX gouttes.
Potion	Laudanum	XV à XX gouttes.
	Eau....................	trois verres à bordeaux.

à prendre par cuillerées à bouche tous les quarts d'heures.

Tenir la bouteille bien bouchée.

Contre l'agitation, on emploiera le bromure de potassium à la dose de 1 à 2 grammes.

Régime léger, lait comme boisson pendant les deux ou trois jours qui suivront la crise gastralgique.

Grippe. — Cette maladie épidémique débute, ordinairement, par de l'affaiblissement général, de l'enchifrènement (coryza), accompagné de sensation de picotements dans les narines et d'un écoulement abondant de mucus. Les maux de tête sont, parfois, violents ; il existe des frissons et de la fièvre continue ou intermittente, des nausées et des vomissements. L'appétit est peu satisfaisant ou nul, la soif vive, la langue recouverte d'un enduit épais, blanc ou jaunâtre. L'embarras gastrique est, quelquefois, très tenace.

L'affaiblissement est le symptôme le plus caractéristique de la grippe, on le trouve au début et dans le cours de l'affection, il peut même persister longtemps après la disparition des autres symptômes.

La fièvre peut être très légère et, même, faire complètement défaut.

La bronchite qui succède au coryza est souvent accompagnée d'une forte oppression et la pneumonie est particulièrement à redouter, comme complication.

Les symptômes nerveux se traduisent par des névralgies, des vertiges, de l'insomnie, de l'agitation et, plus rarement, par du délire.

Traitement : En temps d'épidémie, soins hygiéniques, lavages de la bouche, gargarismes et poudres antiseptiques.

Combattre l'embarras gastrique le plus léger et éviter la constipation.

Régime végétarien de préférence.

Eau dentifrice antiseptique.

Acide borique................ 15 grammes.
Acide phénique............. 1 gramme.
Eau bouillie................ 1 litre.

Élixir dentifrice antiseptique (Périer).

Salol...................... 3 grammes.
Alcool a 90°............... 150 grammes.
Essence de badiane.......... } ãã 0 gr. 50.
Essence de géranium........ }
Essence de menthe.......... 1 gramme.

Quelques gouttes dans un demi-verre d'eau bouillie ou filtrée.

Les deux préparations qui précédent peuvent servir à se gargariser.

Poudre contre le coryza (Lermoyez).

Acide borique............... 15 grammes.
Salol...................... 5 grammes.
Chlorydrate de cocaïne....... } ãã 0 gr. 20.
Menthol.................... }

Priser une pincée de cette poudre, toutes les heures, dès le début du rhume de cerveau.

Forme légère.

Prendre chaque jour, pendant deux ou trois jours, un gramme de bromhydrate ou de sulfate de quinine.

Sirop de morphine................ 20 grammes.
Ou, à défaut, laudanum............. XV gouttes.
Infusion (ayapana, citronnelle) sucrée. 2 verres à Bordeaux.

A prendre en deux fois, à une demi-heure d'intervalle.

Si l'on dispose de sirop de belladone, en ajouter dix grammes à la potion précédente.

Régime léger. Repos.

Forme fébrile et gastro-intestinale.

Prendre un vomitif (Ipéca, 1 gr.) et le lendemain un purgatif (sulfate de soude ou de magnésie, eau de Carabana, d'Hunyadi-Janos).

Bromhydrate ou sulfate de quinine, 1 gramme chaque jour, pendant trois jours, puis 0 gr. 50, pendant trois autres jours.

Administrer le médicament par la voie hypodermique, s'il y a intolérance de l'estomac.

Le soir, prendre une potion calmante, comme précédemment. Employer l'iodoforme comme désinfectant du tube digestif.

    Iodoforme....................... 1 gr. 50.
    Extrait de quinquina............ 4 grammes.
    Essence de menthe............... I goutte.
        Pour 30 pilules, 3 pilules chaque jour.

S'il existe de violents maux de tête, prendre l'une ou l'autre des potions suivantes :

    Bromure de potassium........... 2 grammes.
    Teinture de racines d'aconit..... X gouttes.
    Sirop d'écorces d'oranges amères. 30 grammes.
    Eau............................ 2 verres à Bordeaux.
        A prendre en deux fois, à un quart d'heure d'intervalle.

    Caféine........................ 0 gr. 10.
    Sucre en poudre................ 0 gr. 50.
        Pour 1 paquet, 3 paquets par jour, pendant deux jours.

    Antipyrine.................... 2 grammes.
    Limonade au citron........ 1 verre ordinaire.
        A prendre en trois fois, à une demi-heure d'intervalle.

Ne pas abuser de l'antipyrine.

Contre la bronchite :

    Sirop d'ipéca.................. 15 grammes.
    Sirop de morphine............. 20 grammes.

Ou, à défaut, laudanum....... XV gouttes.
Eau.......................... 125 grammes.

A prendre par cuillerées à bouche, dans la journée.

Application de teinture d'iode sur la partie antérieure du cou et de la poitrine. Bains de pieds sinapisés.

Éviter l'emploi des vésicatoires.

Lorsque la fièvre a disparu et que l'expectoration est devenue facile, employer les préparations qui suivent :

Potion tonique.

Extrait de quinquina........... 2 grammes.
Teinture de cannelle........... 2 grammes.
Rhum ou cognac............... 40 grammes.
Sirop d'écorces d'oranges...... 30 grammes.
Eau.......................... 100 grammes.

A prendre par cuillerées à bouche, dans la journée.

Potion calmante.

Sirop de morphine......... 20 grammes.
Eau de fleurs d'oranger..... 1 cuillerée à bouche.
Eau simple............... 100 grammes.

A prendre le soir, en deux fois, à une demi-heure d'intervalle.

Potion hypnotique.

Hydrate de chloral.......... 2 grammes.
Bromure de potassium...... 1 gramme.
Sirop de morphine.......... 10 grammes.
Eau de laurier-cerise........ 1 cuillerée à café.

A prendre en deux fois, à une heure d'intervalle.

Cette potion peut être remplacée par le Bromidia, à la dose d'une ou deux cuillerées à café, le soir.

Des complications graves étant particulièrement à craindre du côté de l'appareil respiratoire, éviter toute imprudence.

Lorsque l'affaiblissement est seul en cause, relever

les forces du malade à l'aide de préparations alcoolisées (vin chaud, thé punché, potions toniques).

Alimentation légère mais substantielle, viandes rôties (en petite quantité), jus de viande si possible, œufs à la coque, œufs au rhum, crèmes, lait, purée de pommes de terre, lentilles, épinards, poisson. Pas de charcuterie ni de viandes de conserve.

Soins hygiéniques, lavages de la bouche et de la gorge, frictions générales excitantes, douches, bains.

La convalescence de la grippe demande à être attentivement surveillée.

Hoquet. — *Traitement* : Suspendre la respiration le plus longtemps possible. Avaler quelques gorgées d'eau froide. Sucer un morceau de sucre arrosé de quelques gouttes de vinaigre. Appliquer un sinapisme sur la région de l'estomac (Vaucaire).

Indigestion. — *Traitement* : Thé punché, cognac, chartreuse. Frictions au creux de l'estomac avec de l'éther ou du chloroforme. Cataplasme sur le ventre. Lavement. Si l'indisposition se prolonge, prendre un vomitif.

Insomnie. — *Traitement* :

Potion
Bromure de potassium....	1 gramme.
Chloral................	1 gramme.
Alcool de menthe........	une cuillerée à café.
Eau sucrée.............	trois verres à bordeaux.

à prendre en se couchant, en trois fois, à une demi-heure d'intervalle.

ou bien

Potion
Ether..................	XX gouttes.
Laudanum..............	XV gouttes.
Eau...................	deux verres à bordeaux.

à prendre en deux fois, à un quart d'heure d'intervalle.

ou bien

Potion { Chloroforme........ XX à XXX gouttes.
{ Eau.............. deux verres à bordeaux.

à prendre comme la potion précédente.

Ne pas abuser de la sieste. Prendre une douche avant de se mettre au lit.

Lumbago. — *Traitement* : Application de teinture d'iode, de ventouses sèches sur la région des reins ou bien frictions à l'essence de térébenthine, à l'alcool camphré.

Antipyrine............................. 2 grammes
Limonade au citron................... un verre à boire.

à prendre en deux fois, à six heures d'intervalle.

Migraine. — *Symptômes* : Douleurs très vives n'occupant, en général, que la moitié de la tête et pouvant provoquer des vomissements. Le malade est très irritable, les organes des sens très sensibles, l'ouïe et la vue, principalement.

Traitement de l'accès de migraine : Compresses d'eau sédative, frictions à l'éther, au chloroforme ou à l'eau vinaigrée.

Sulfate de quinine, 1 gramme, à prendre en quatre fois, à une heure d'intervalle.

Antipyrine...................... 2 grammes.
Limonade au citron............... un verre à boire.

à prendre en deux fois, à deux heures d'intervalle.

Le soir,

Potion { Bromure de potassium........... 2 grammes.
{ Laudanum...................... XV gouttes.
{ Infusion sucrée (thé, citronnelle).. une tasse.

à prendre en trois fois à une demi-heure d'intervalle.

Le malade doit se placer dans l'obscurité.

Névralgies. — *Symptômes* : Des douleurs plus ou moins vives caractérisent les névralgies. Ces douleurs sont continues ou intermittentes, la peau est très sensible au voisinage du nerf malade.

Lorsque le paludisme est en cause, les névralgies apparaissent périodiquement.

Nous allons indiquer le traitement des névralgies dentaire, intercostale, sciatique.

Névralgie dentaire : Assez commune au Congo, pendant la saison sèche. Nous conseillons à ceux que la carie dentaire prédispose aux névralgies de se munir, en partant de France, de l'eau du docteur O'Méara.

Imbiber un petit morceau d'ouate avec de l'éther ou du chloroforme et le placer dans la dent cariée.

Se laver fréquemment la bouche avec le collutoire ci-dessous :

Laudanum..................	XXX gouttes.
Chloroforme..............	XXX gouttes.
Alcool à 90°..............	5 grammes.
Ou cognac................	un verre à liqueur.
Eau	150 grammes.

Prendre une cuillerée à bouche de cette préparation, promener le liquide dans la bouche, le laisser ensuite, pendant quelques instants, en contact avec la gencive du côté malade, puis le rejeter.

Dans la journée, prendre une potion avec 2 grammes d'antipyrine, et le soir, une potion avec XV gouttes de laudanum ou avec 20 grammes de sirop de morphine.

Maintenir, à l'aide d'un bandeau, une couche d'ouate sur la joue.

Névralgie intercostale : Sera traitée à l'aide du sulfate de quinine, de l'antipyrine, du laudanum et du bromure de potassium (Voir traitement de la migraine).

Frictionner la région douloureuse avec de l'essence de térébenthine ou avec du chloroforme, de l'huile camphrée ou de l'alcool camphré.

Faire des badigeonnages à la teinture d'iode.

Névralgie sciatique : Les douleurs siègent à la fesse, à la partie postérieure de la cuisse et, quelquefois, à la jambe et à la plante du pied.

Administrer de l'antipyrine, à la dose d'un ou de deux grammes par jour, du sulfate de quinine, à la dose d'un gramme ; faire des frictions térébenthinées ou camphrées ; appliquer des linges brûlants sur la fesse et sur la cuisse.

La migraine et les névralgies sont, ordinairement, sous la dépendance de causes qui nécessitent un traitement rationnel et, par conséquent, l'intervention du médecin.

Oreillons. — Maladie *contagieuse* qui détermine, ordinairement, l'inflammation de la glande parotide (glande salivaire située dans l'excavation qui existe au-dessous de l'oreille, en arrière de l'os de la mâchoire inférieure).

Au Congo français, cette affection est assez fréquente, chez les indigènes.

Symptômes : Un gonflement parfois considérable existe en arrière de la mâchoire inférieure, des deux côtés, ordirement. Il y a de la douleur et une sensation de tension pénible, les mouvements de la mâchoire sont très douloureux. Chez les adultes, on observe du malaise général et de l'embarras gastrique ; enfin, les oreillons sont souvent compliqués d'orchite.

Traitement : Il faut tout d'abord isoler le malade qui gardera le repos absolu.

Faire prendre un purgatif (huile de ricin, 30 grammes ou sulfate de soude ou de magnésie, 30 à 40 grammes).

Régime léger.

Onctions à l'huile camphrée ou à la pommade mercurielle belladonée, ou à l'huile d'olive, pansement à l'ouate.

Si l'orchite apparaît, repos au lit, application de pommade mercurielle belladonée sur les bourses qui doivent être soutenues à l'aide d'un suspensoir.

Contre la fièvre, administrer quelques doses de quinine, 0 gr. 80 chaque jour.

Pyrosis. — S'observe, surtout, dans la dyspepsie et est caractérisé par une sensation de brûlure derrière le sternum.

Traitement : Prendre un verre d'eau de Vichy ou bien faire dissoudre dans un verre d'eau le contenu d'une demi-cuillerée à café de bicarbonate de soude. Boire en deux fois à un quart d'heure d'intervalle.

Si le pyrosis persiste après les repas, supprimer le vin pendant quelque temps, le remplacer par du lait coupé avec de l'eau de Vichy.

S'abstenir d'apéritifs, de digestifs, d'alcool, user modérément du tabac.

Syncope. — Étendre le malade sur un lit ou sur le sol en plaçant la tête un peu plus bas que le reste du corps. Éventer. Faire respirer pendant quelques instants des vapeurs d'ammoniaque ou d'éther. Frictions vigoureuses sur le corps.

Boissons excitantes, thé chaud, chartreuse.

Variole. — La variole est endémique au Congo et, dans plusieurs régions (Ogooué, Loango), elle règne quelquefois à l'état épidémique. Il est donc indispensable que tout Européen qui doit se rendre dans la Colonie se fasse vacciner ou revacciner avant son départ de France ou qu'il demande à l'être à son arrivée à Libreville.

Symptômes : Fièvre très forte survenant brusquement après un violent frisson, maux de tête, douleurs de reins, parfois, vomissements bilieux, délire, soif vive, constipation,

La fièvre dure trois ou quatre jours, elle est suivie d'une éruption de boutons (papules) plus ou moins importante, commençant par le front, les ailes du nez, les joues, puis s'étendant au cou et à tout le reste du corps. Cette éruption peut envahir la bouche, le larynx et les poumons.

La fièvre tombe quand l'éruption apparaît, mais elle se rallume au moment où les boutons suppurent, sa durée est alors d'une dizaine de jours.

Enfin, les boutons se dessèchent et les croûtes qui se sont formées sur le corps montrent, en se détachant, des cicatrices déprimées, rougeâtres, indélébiles.

Traitement : Il faut isoler le malade dans une chambre qui ne soit pas trop exposée à la lumière et dont l'aération puisse se faire convenablement.

Éviter de chercher à provoquer les sueurs en accumulant des couvertures sur le lit du malade.

Régime : bouillon, lait, boissons fraîches.

Purgatif léger (fruit salt, sel de Brides, citrate de magnésie, etc).

Lavements émollients ou huileux.

Contre le délire ou l'agitation on emploiera l'opium ou le chloral.

Opium, une pilule de 0 gr. 05 ou, à défaut, laudanum XV à XX gouttes dans une tasse de tisane.

Potion
- Chloral.............. 2 grammes.
- Alcool de menthe...... une cuillerée à café.
- Eau sucrée........... trois verres à bordeaux.

à prendre par cuillerées à bouche toutes les demi-heures.

Le sulfate de quinine pourra être administré, à la

dose de 0 gr. 80 à un gramme, chaque jour, pour combattre la fièvre, au moment de la suppuration des boutons.

Tenir le malade dans un état de propreté aussi parfait que possible, surtout au moment où les boutons suppurent et où les croûtes sont formées. Lavages à l'eau boriquée tiède. Surveiller les yeux, les laver souvent et recouvrir de tampons d'ouate imbibés d'eau boriquée. On peut essayer d'empêcher la formation de boutons sur le visage en le recouvrant de compresses trempées dans l'eau boriquée froide.

Pour faciliter la chute des croûtes, mettre, chaque jour, si cela est possible, le malade dans un bain tiède.

Laisser le malade isolé tant que les croûtes ne sont pas tombées.

Désinfecter soigneusement le linge qui aura servi au malade (lessive à la potasse, solution de sublimé à $\frac{1}{1000}$).

§ 2. — *Maladies externes.*

Adénite. — Inflammation des glandes ou des ganglions lymphatiques qui s'observe le plus souvent à l'aine et à l'aisselle.

Adénite de l'aine. — Les ulcérations du pied, les plaies consécutives à l'extraction des chiques, l'ongle incarné, les plaies, ulcérations ou furoncles du membre inférieur peuvent être la cause de l'inflammation des glanglions de l'aine.

Quand l'adénite inguinale est consécutive à une chancrelle elle prend le nom de *bubon* ou de *poulain*.

Traitement : Dès qu'une petite tumeur apparaît dans l'aine essayer de prévenir la formation du pus par des badigeonnages à la teinture d'iode ou par la compression à l'aide d'une brique chaude. Faire chauffer fortement une brique, l'envelopper d'un linge et l'appliquer sur l'aine. Employer également les applications de glace, les onctions à la pommade mercurielle belladonée ou les cataplasmes de farine de lin.

Le repos absolu est indispensable et il ne faut pas, évidemment, négliger le traitement de l'affection qui a pu donner naissance à l'adénite.

Adénites de l'aisselle. — Le frottement de vêtements trop étroits, les grattages répétés, la malpropreté peuvent occasionner l'inflammation des glandes sudoripares qui siègent sous la peau, au milieu de la base de l'aisselle. Plusieurs petits abcès se forment successivement. Les mouvements du bras, du côté atteint, sont légèrement entravés, la douleur est presque nulle, il n'y a pas de fièvre.

Traitement : Laver, avec soin. l'aisselle avec de l'eau phéniquée à $\frac{25}{1000}$ ou de l'eau bichlorurée à $\frac{1}{1000}$, aussitôt après l'apparition d'un petit bouton et faire deux ou trois applications légères de teinture d'iode. Si des abcès se forment, appliquer un pansement humide (coton hydrophile trempé dans de l'eau phéniquée et recouvert de vaseline).

Les cataplasmes de papaye peuvent être très utiles. Écraser, à l'aide d'une fourchette, de la pulpe de papaye et l'étendre sur un linge de grandeur suffisante.

Avant de mettre le cataplasme en place, laver l'aisselle à l'eau phéniquée ou bichlorurée.

L'inflammation des ganglions de l'aisselle peut avoir pour cause les écorchures des doigts, de la main ou du mamelon, les plaies du membre supérieur.

Symptômes : La peau est rouge, le creux de l'aisselle s'efface de plus en plus à mesure que la tuméfaction augmente, par suite de la formation du pus, les mouvements du bras deviennent très pénibles, les douleurs s'irradient jusque dans l'articulation de l'épaule qui peut être atteinte par l'inflammation. Il existe de la fièvre et de l'embarras gastrique.

Traitement dès le début : Grands bains. Onctions à la pommade mercurielle belladonée et cataplasmes fréquemment renouvelés ou pansements humides.

Il faut songer que cette affection peut prendre les allures les plus graves, et préparer les moyens d'évacuer le malade sur un poste médical.

Brûlures. — Quand il n'y a que rougeur de la peau, bains tièdes prolongés. Appliquer de l'huile camphrée laudanisée et recouvrir d'ouate.

Dans les brûlures qui produisent des ampoules (*phlyctènes*), évacuer le liquide que contiennent ces ampoules par des piqûres, puis appliquer un pansement à la vaseline, au salol (vaseline, 15 grammes, salol, 1 gramme) et recouvrir d'ouate.

Retirer avec beaucoup de précautions, couper même, s'il est nécessaire, les vêtements qui recouvrent les parties atteintes de façon à ne pas déchirer ou enlever l'épi-derme au niveau des ampoules.

Si la douleur est vive, appliquer des cataplasmes de fécule frais, saupoudrer de bicarbonate de soude.

Lorsque les brûlures siègent aux doigts, il faut que chaque doigt soit enveloppé dans un pansement spécial.

Conjonctivite simple. — Cette affection peut être occasionnée par l'air frais et humide, par l'exposition pro-longée à une vive lumière (courses en pirogue ou sur des terrains sablonneux dépourvus de végétation) par la présence de corps étrangers dans l'œil (escarbilles, sable) enfin, par les lectures prolongées pendant la nuit.

Symptômes : Gonflement des paupières ; sensation de gêne, de lourdeur, de picotement qui semble produit par la présence de graviers.

Traitement : Lavages de l'œil avec de l'eau boriquée à $\dfrac{40}{1000}$, applications de compresses fraîches.

Chaque jour, instiller dans chaque œil une goutte d'un collyre, ainsi composé :

Sulfate de zinc........... 0 gr. 10.
Eau bouillie .... 30 grammes.

Pendant les voyages, porter des lunettes à verres colorés.

Contusions. — On appelle contusions des lésions pro-duites, dans les tissus vivants, par le choc des corps à surface plus ou moins large, sans solution de continuité de la peau (Littré).

Guide médical au Congo.   9

Symptômes : Gonflement de la région atteinte, taches livides, noirâtres ou jaunâtres (*ecchymoses*), douleurs plus ou moins vives.

Traitement : Application de compresses trempées dans de l'eau froide ou dans de l'eau blanche mélangée d'alcool camphré. Garder le repos.

Les contusions du ventre peuvent être très graves bien qu'à l'extérieur aucun des symptômes ordinaires des contusions ne soient apparents. Les douleurs ressenties par le malade doivent faire soupçonner qu'un des viscères de l'abdomen (foie, rate, reins) a été lésé et il faut craindre l'apparition d'une péritonite.

Il est donc indispensable, dans ce cas, d'évacuer le malade sur un poste médical.

Les contusions du testicule déterminent une douleur très vive qui provoque, parfois, des vomissements et la syncope. La contusion disparaît promptement, si elle est légère, mais, si elle est forte, elle peut être la cause d'une orchite ou d'un épanchement de sang dans le testicule.

Traitement : Cataplasmes laudanisés sur les bourses, onctions à la pommade mercurielle belladonée. Repos absolu.

Cors et durillons. — Prévenir tout contact irritant sur les parties qui sont le siège du cor ou du durillon en portant des chaussures convenablement faites.

Envelopper le petit orteil d'un anneau en caoutchouc que l'on perfore à l'endroit où se trouve le cor. Employer les *corn plasters*.

Toucher le cor avec de la teinture d'iode, pendant sept ou huit jours, puis l'arracher après l'avoir ramolli dans l'eau tiède.

L'emploi des caustiques pour détruire les cors est dangereux.

Entorses. — Cette affection est due, en général, à un mouvement anormal d'une jointure, à la suite de glissement ou de chute.

L'entorse du pied est la plus commune de toutes.

Traitement : Applications de compresses trempées dans de l'eau fraîche ou dans de l'eau blanche mélangée d'alcool camphré. — Douches sur le pied. — Repos.

Fractures. — On appelle fracture la solution de continuité d'un ou de plusieurs os, produite, ordinairement, par une violence extérieure.

Symptômes : Les fractures se reconnaissent à l'impossibilité des mouvements spontanés et à la déformation.

Premiers soins à donner à un blessé atteint de fracture : Lorsque la fracture siège au bras, le blessé peut marcher, il n'y a qu'à lui appliquer un pansement analogue à celui que nous indiquerons tout à l'heure. Quand la fracture occupe le membre inférieur, il faut relever le blessé et le placer sur un lit ou sur des planches garnies de matelas ou de couvertures.

Quatre personnes sont nécessaires pour soulever le blessé : l'une d'elles le prend à bras le corps tandis que le blessé lui entoure le cou de ses deux bras, une autre personne le soutient au niveau du bassin, une troisième se charge du membre sain, une quatrième (un Européen de préférence) du membre blessé en le saisissant au-dessous et au-dessus de la fracture. Il faut veiller, surtout s'il s'agit d'une fracture de la jambe, à ce que le membre blessé soit bien soutenu dans toute sa longueur afin que le pied ne puisse par son poids faire basculer les fragments, ce qui pourrait déterminer une perforation de la peau et compliquer gravement la fracture.

Faire en sorte de donner au membre blessé une attitude convenable en comparant avec celle du membre sain, faire passer sous le membre, avec précaution, des compresses, mouchoirs ou bandes de coton ou de toile trempés dans de l'eau blanche ou de l'alcool camphré, relever les extrémités des linges sur le membre que l'on placera dans une gouttière faite avec les matériaux dont on pourra disposer (planchettes, feuille de zinc, paroi de caisse à farine ou à pétrole, stores, écorce d'arbre). La gouttière sera garnie d'une couche d'ouate et maintenue à l'aide de bandes, de ficelles ou de lianes. Le pétiole engainant des feuilles de bananier peut, dans certains cas, fournir une gouttière convenable.

Évacuation du blessé sur un poste médical. — Cette évacuation devra se faire dans le plus bref délai et, s'il est possible, un Européen accompagnera le blessé. Dans beaucoup de stations la voie fluviale pourra être utilisée pour le transport du blessé. Au fond d'un canot ou d'une pirogue, seront disposées quelques planches sur lesquelles on étendra un matelas ou une couche d'herbes sèches ou de feuillage suffisamment compacte et recouverte de nattes ou de couvertures.

Le blessé sera installé de façon que le membre fracturé garde l'immobilité la plus complète.

Une tente ou une toiture en paillottes mettra le blessé à l'abri du soleil ou de la pluie,

On n'oubliera pas de se pourvoir de récipients nécessaires tels que bouteille ou flacon et cuvette pouvant servir d'urinoir et de bassin.

Pour le transport par voie de terre, on emploiera un brancard fait sur place ou un petit lit de campagne qui sera placé sur des traverses et suspendu à des perches disposées de telle façon que les porteurs puissent les placer sur la tête. (Les indigènes ne savent pas porter sur l'épaule.)

Le hamac ne conviendrait guère comme moyen de transport à moins qu'il ne soit confectionné avec des gaulettes et matelassé convenablement.

Furoncle. — Le furoncle est une petite tumeur inflammatoire de la peau, conique, douloureuse, au centre de laquelle se trouve un bourbillon grisâtre.

Le furoncle diffère de l'anthrax par son peu d'importance et par l'absence de symptômes généraux (fièvre, troubles gastriques).

La malpropreté, les substances irritantes, les frottements répétés (vêtements, équitation) sont les causes habituelles de l'apparition des furoncles. Mais sous l'influence d'une constitution particulière, les furoncles peuvent être multiples et leur nombre dépasser cent, quelquefois. Ils constituent alors une véritable maladie qui peut prendre les allures les plus graves.

Traitement : Dès qu'un point rouge, saillant et légèrement douloureux, fait craindre l'apparition d'un furoncle, toucher deux ou trois fois ce point avec de la teinture d'iode. Il est rare que, par ce moyen, le furoncle n'avorte pas.

Quand le furoncle est formé, il faut en prévenir l'extension en hâtant sa maturité. On y arrive facilement en le recouvrant de cataplasmes de pulpe de papaye.

Lorsque le furoncle est ouvert, employer les pansements antiseptiques. Eau phéniquée à $\frac{25}{1000}$, eau bichlorurée à $\frac{1}{1000}$, eau boriquée à $\frac{40}{1000}$, vaseline iodoformée ou boriquée à $\frac{3}{30}$.

Si les furoncles tendent à se multiplier, prendre un purgatif, eau d'Hunyadi Janos, de Carabana ou sulfate de soude 30 grammes. Régime léger, eau de Vichy aux repas ou bicarbonate de soude 2 à 3 grammes, chaque jour.

Hygiène corporelle convenable, grands bains, lotions générales à l'eau boriquée ou à l'eau mélangée, au tiers d'alcool camphré.

Hémorrhoïdes. — On appelle hémorrhoïdes les varices des veines de l'extrémité inférieure du rectum et de l'anus.

Il ne faut pas s'inquiéter des hémorrhoïdes qui n'occasionnent qu'une gêne et une douleur légères et des hémorragies périodiques peu considérables.

Au moment du flux sanguin, il faut éviter la constipation et si l'hémorragie est plus sérieuse que de coutume ou se prolonge au delà de quelques jours, la combattre par l'application de compresses d'eau froide et de lavements froids auxquels on ajoute quelques gouttes de perchlorure de fer.

Prendre, chaque jour, une potion contenant XV gouttes de teinture d'hamamelis virginica ou appliquer sur les hémorrhoïdes une pommade composée de 30 grammes de vaseline et de 3 grammes de teinture d'hamamelis.

Otite externe aiguë. — *Symptômes* : Au début, sensation de sécheresse et de chaleur dans l'oreille, puis douleurs vives que le mouvement des mâchoires augmente, qui s'étendent à toute la tête et peuvent occasionner du délire. Il existe des bourdonnements d'oreille et une surdité plus ou moins grande.

L'otite externe survient sous l'influence d'un refroidissement, de l'eczéma, du rhumatisme et aussi de la présence de corps étrangers ou de parasites dans l'oreille. Nous avons observé un cas d'otite externe, accompagnée de douleurs excessivement vives, occasionnée par la présence d'un ixode (tique) dans le conduit auditif externe.

Traitement : S'assurer, d'abord. que le conduit auditif ne contient ni parasite, ni corps étrangers.

Faire pencher la tête du côté sain et remplir le conduit malade d'une décoction émolliente (feuilles de fromager ou de paritium tiliaceum, Evonoué-Gabon).

Placer ensuite dans l'oreille un bourdonnet de coton laudanisé.

Panaris. — On donne le nom de panaris à l'inflammation aiguë des parties molles des doigts.

La *tourniole* est une variété de panaris qui siège, de préférence, au niveau de l'ongle et s'étend circulairement autour de lui.

Causes et Symptômes : Les causes qui favorisent l'apparition du panaris sont : les contusions des doigts, les piqûres (clous, épingles, épines, arêtes de poissons), les morsures d'animaux, les coupures (couteaux malpropres, parois de boîtes de conserves). Il importe donc de ne point négliger le traitement des blessures des doigts.

Le doigt se gonfle, devient chaud et douloureux, plus ou moins rouge. la douleur, d'abord tolérable, devient atroce, les mouvements du doigt sont impossibles.

Abandonné à lui-même ou traité avec négligence, le panaris peut occasionner les plus graves désordres (raideur, difformité du doigt) et rendre l'amputation nécessaire.

Le panaris est superficiel ou profond, c'est-à-dire qu'il intéresse la peau ou bien les parties voisines de l'os qui constitue la phalange. Il ne faut pas oublier que le panaris superficiel peut être le point de départ d'un panaris profond.

Traitement : « Le seul traitement rationnel du panaris est une large et profonde incision pratiquée aussitôt que possible ; vous calmez ainsi presque immédiatement d'atroces douleurs ; vous arrêtez la marche de la maladie, sa propagation à la gaine, à la paume de la main ; vous sauvez le doigt. Malheureusement le panaris est, je ne sais pourquoi, l'affection qui compte le plus de guérisseurs empiriques. » (P. Tillaux. *Traité de chirurgie clinique.*)

Si donc vous vous trouvez à quelques journées seulement d'un poste pourvu de médecin, n'hésitez pas à vous y rendre. Si votre déplacement est absolument impossible, essayez d'enrayer les progrès de l'affection par des bains phéniqués prolongés et aussi chauds que le doigt pourra les supporter. La main entière devra plonger dans le bain qui sera renouvelé deux ou trois fois chaque jour.

Le doigt sera enveloppé dans un pansement composé de pommade mercurielle belladonée, d'ouate trempée dans de l'eau phéniquée chaude et d'une feuille de gutta-percha laminée ou de taffetas chiffon.

Lorsque le pus se sera ouvert une voie au dehors, diminuez la durée de chaque bain et faites des pansements à la poudre d'iodoforme et au coton hydrophile imbibé d'eau phéniquée. Nettoyez avec soin le doigt malade, après chaque bain.

Pour combattre les douleurs et l'insomnie, prendre l'une ou l'autre des potions suivantes :

Bromure de potassium....	2 grammes.
Sirop de morphine.......	20 grammes.
Eau.....................	120 grammes.

Si le sirop de morphine fait défaut le remplacer par le laudanum à la dose de XV à XX gouttes.

A prendre en trois fois à une demi-heure d'intervalle :

Bromure de potassium..	2 grammes.
Hydrate de chloral......	2 grammes.
Eau sucrée.............	trois verres à bordeaux.

A prendre par cuillerées à bouche, de quart d'heure en quart d'heure.

Plaies. — Les plaies sont des solutions de continuité des parties molles produites par des instruments tranchants, piquants, contondants ou par des armes à feu.

Les coupures et les piqûres de faible importance guérissent, en général, rapidement par la seule application d'un morceau de taffetas adhésif ou d'un pansement à la vaseline ou à l'alcool,

Les plaies produites par les corps qui déchirent la peau, en même temps qu'ils la sectionnent (éclats de verre, parois de boîtes de conserves), par les morsures d'animaux (rats, singes, chats, etc.); les piqûres de clous ou d'arêtes de poissons exigent un traitement plus long et qu'il faut attentivement surveiller, au risque de voir de sérieuses complications survenir, surtout si les blessures siègent aux doigts, à la main ou à la plante du pied (panaris, abcès, phlegmons, tétanos).

Les plaies, quelles qu'elles soient, doivent toujours être débarrassées des corps étrangers qu'elles peuvent contenir : épines, arêtes, éclats de bois ou de verre, poussière, etc., puis lavées avec un liquide antiseptique.

Sur les plaies et les piqûres qui ne se prêtent pas à un nettoyage complet, il sera bon d'appliquer tout d'abord un peu de teinture d'iode.

Le pansement sera ainsi fait :

Sur la plaie, vaseline boriquée ou iodoformée, salol ou iodoforme. Recouvrir d'une compresse imbibée d'eau phéniquée ou bichlorurée ou simplement d'un morceau de taffetas chiffon et d'une mince couche d'ouate.

La production d'une plaie entraîne un écoulement de sang plus ou moins considérable que les lavages à l'eau froide, à l'eau vinaigrée ou additionnée de perchlorure de fer ou, enfin, un pansement légèrement compressif arrêtent, d'ordinaire, sans difficulté. Mais il peut arriver, dans les blessures par instruments tranchants, principalement, qu'un vaisseau sanguin soit sectionné. Il y a alors *hémorragie*.

Si c'est une artère qui est coupée le sang est rouge, vermeil et il sort de la plaie par jets correspondant aux battements du cœur ; dans ce cas, pour arrêter l'hémorragie, il faut placer une ligature serrée entre la plaie et le cœur.

Si, au contraire, le sang est noirâtre et coule en nappe c'est une veine qui est atteinte. La ligature doit être placée entre les extrémités et la plaie.

Pour faire une ligature roulez, en serrant fortement, une bande de toile autour du membre blessé, puis recouvrez la bande d'un mouchoir, d'un foulard ou d'une serviette pliés en cravate, nouez à une petite distance du membre et, dans l'espace laissé entre le mouchoir et la bande, passez une tige de bois que vous tournez pour tordre le linge et comprimer la bande. Maintenez ensuite le bâton en place par un ou deux tours de bande.

On peut, également, faire la compression directement dans la plaie en la recouvrant d'abord de poudre d'iodoforme, puis en la remplissant de coton phéniqué ou bichloruré et appliquant par-dessus un bandage compressif.

Quand les plaies du tronc intéressent toute l'épaisseur de la paroi de la poitrine ou du ventre, elles sont dites *pénétrantes*.

Lorsque le poumon est atteint, on observe les symptômes suivants : pâleur du visage, difficulté de la respiration, passage de l'air par la plaie, crachements de sang. Le sang peut, également, sortir par la plaie.

Il faut, en pareil cas, après avoir lavé la blessure, avec précaution, la fermer avec du taffetas gommé ou un morceau de diachylon que l'on recouvre d'une compresse ou d'un mouchoir plié en quatre maintenu par un bandage de corps médiocrement serré.

Ne pas trop remuer le blessé, lui faire prendre un cordial et frictionner les extrémités, si elles se refroidissent.

Au ventre, l'estomac, le foie, la rate, l'intestin, la vessie ou les reins peuvent être atteints, la plaie laisse écouler, alors, des matières alimentaires ou de la bile ou du sang ou de l'urine.

Le blessé a le visage excessivement pâle, ses extrémités se refroidissent, il est pris de vomissements.

Il faut agir avec beaucoup de prudence en débarrassant la plaie du sang et de la poussière qui la souillent. Essayez de la maintenir fermée à l'aide d'un pansement et d'un bandage de corps, comme dans les plaies de la poitrine.

Si la plaie a de trop grandes dimensions, maintenir les cuisses du blessé repliées sur le ventre, recouvrir la blessure de compresses imbibées d'eau antiseptique, mouiller le pansement de temps à autre.

Les blessures de la poitrine et de l'abdomen sont excessivement graves. Elles nécessitent, dans le plus court délai, l'évacuation du blessé sur un poste médical.

Torticolis. — On appelle torticolis la contracture douloureuse de l'un des deux muscles nommés *sterno-mastoïdiens*. Ces muscles, situés sur les parties latérales du cou, s'étendent de l'extrémité supérieure du sternum à la partie postérieure du crâne.

Traitement : Frictions énergiques avec de l'huile camphrée ou du liniment chloroformé sur la région douloureuse ; application de compresses émollientes laudanisées. Frictions au chloroforme. Laisser, jusqu'à rougeur de la peau, un mouchoir plié en huit imbibé de chloroforme.

§ 3. — *Maladies de la peau.*

Érythèmes (rougeurs à la peau). — *Érythème solaire* : Survient à la suite d'une exposition prolongée du tégument externe à l'action des rayons solaires.

On l'observe, généralement, à la face dorsale des mains, au visage, à la partie postérieure du cou, aux avant-bras.

La région atteinte est le siège de chaleur et de cuisson, puis de démangeaisons.

Traitement : Lotions émollientes, application de vaseline boriquée.

Les taches consécutives à l'insolation disparaissent par l'emploi, comme cosmétique, du suc de la pulpe de papaye.

Érythème intertrigo. Est occasionné par le frottement de la peau contre la peau aux aines, aux aisselles, à la partie supérieure des cuisses et à la région anale.

Cette affection qui est, parfois, très tenace peut se compliquer de furoncles.

Traitement : Lotionner, plusieurs fois par jour, les rougeurs avec de l'eau blanche mélangée d'eau bichlorurée au millième, puis recouvrir les parties atteintes de poudre de bismuth ou de talc. Nous ne conseillons pas la poudre d'amidon qui, fermentant rapidement, est plus nuisible qu'utile.

On peut employer, aussi, une pommade composée de 3 grammes de sous-nitrate de bismuth et de 30 grammes de vaseline.

Urticaire. — Éruption caractérisée par des élevures de la peau rosées ou rouges, plus ou moins étendues, sous forme de plaques dures au toucher, ressemblant à des piqûres d'orties (d'où le nom d'urticaire). Cette éruption est accompagnée de démangeaisons et de sensation de chaleur, de cuisson ou de brûlure.

L'urticaire peut survenir sous l'influence du paludisme ou d'une affection des voies digestives. Cette maladie de la peau est, quelquefois, consécutive à l'ingestion de certains aliments tels que poissons de mer, coquillages, viandes fumées, escargots, choucroute, concombres, fruits acides.

Les médicaments, l'antipyrine, par exemple, le copahu, la santonine peuvent aussi occasionner des éruptions d'urticaire.

Traitement : Purgatifs légers, bains frais et émollients, lotions vinaigrées (eau, 3 parties, vinaigre, 1 partie).

Régime léger, viandes blanches, œufs à la coque, légumes verts cuits, lait coupé avec de l'eau de Vichy, vin en petite quantité.

Si l'eau de Vichy fait défaut, la remplacer par une solution de 3 à 4 grammes de bicarbonate de soude dans un litre d'eau.

Bourbouilles. — On donne ce nom à une éruption formées de petites élevures de la peau (papules), d'un rouge brillant, occasionnant une sensation de picotement et de cuisson ainsi que de vives démangeaisons.

Cette affection est surtout fréquente pendant la saison chaude. Les Européens, affaiblis par un long séjour dans la Colonie, et chez lesquels la transpiration est abondante, y sont prédisposés. Les substances irritantes appliquées sur la peau, les vêtements trop chauds, la flanelle, en particulier, peuvent favoriser l'éruption.

Traitement : Faire deux ou trois fois par jour des lotions à l'eau blanche mélangée de moitié d'eau bichlorurée au millième ou bien avec de l'eau vinaigrée. Étendre, ensuite, sur la peau une petite quantité de vaseline boriquée et appliquer de la poudre de sous-nitrate de bismuth ou de talc.

Eczéma. — Inflammation de la peau aiguë ou chronique.

Symptômes : La peau prend une couleur rose ou rouge, des vésicules excessivement fines, très nombreuses, font leur apparition. A la suite de grattages, ces vésicules se rompent et laissent écouler un liquide transparent, jaune clair, poisseux au toucher, empesant le linge. En se desséchant sur la surface eczémateuse, ce liquide forme de petites croûtes d'épaisseur variable, de couleur jaunâtre, qui tombent et se reforment. Quand le suintement de liquide cesse, les croûtes disparaissent laissant à nu une surface rouge, luisante, piquetée de petits points arrondis plus foncés. Bientôt ce nouvel épiderme se fendille et se détache sous forme de lamelles qui deviennent de plus en plus fines à mesure que la guérison approche.

L'aspect de l'éruption eczémateuse varie selon les causes qui ont occasionné cette éruption, selon la constitution du malade et, aussi, selon la région où elle se localise.

L'eczéma peut apparaître sur toutes les parties du corps, celles où il se montre le plus fréquemment sont : le cuir chevelu, les narines, les oreilles, les mains, les pieds, les parties génitales. L'eczéma chronique est fréquent chez les personnes qui ont des varices.

Traitement : Nous conseillons à ceux qui sont sujets à des éruptions eczémateuses de consulter le médecin, dès qu'ils en auront l'occasion.

Il n'est pas toujours bon de chercher à faire disparaître un eczéma et cette affection étant souvent sous la dépendance d'un mauvais état général elle devra être combattue par un traitement interne que le médecin ne peut instituer qu'après avoir examiné le malade.

Traitement externe : Faire des lotions légères sur les croûtes avec de l'infusion de thé ou de feuilles de goyavier. Saupoudrer la surface de l'eczéma de poudre de talc ou de sous-nitrate de bismuth. Quand le suintement a cessé, employer la pommade à l'oxyde de zinc (oxyde de zinc, 3 grammes, vaseline, 30 grammes) ou bien la vaseline soufrée (fleur de soufre, 2 grammes, vaseline, 20 grammes) ou la vaseline iodoformée.

Herpès. — On désigne sous le nom d'herpès une éruption de la peau ou des muqueuses, formée de vésicules de la grosseur d'une tête d'épingle ou d'un petit pois, transparentes et circonscrites par une zone de couleur rose ou rouge.

Herpès de la peau. — *Symptômes* : Au centre d'une tache rosée ou rouge, l'épiderme est soulevé par un liquide transparent qui forme des vésicules groupées en nombre variable, à peu de distance les unes des autres. En se desséchant, le liquide forme des croûtes jaunâtres qui se détachent au bout de quelques jours.

Herpès des muqueuses. — Cette variété d'herpès est caractérisée par des pellicules de couleur blanc-grisâtre qui, en tombant, laissent à découvert une petite ulcération superficielle.

L'herpès se développe ordinairement aux lèvres à la suite de la fièvre, ou dans la gorge (angine herpétique) ou sur les organes génitaux où il peut être confondu avec le chancre.

Traitement : L'herpès de la peau guérit seul ; en général, il suffit de protéger les parties atteintes contre les substances irritantes (alcool, vinaigre, tabac) en les recouvrant de vaseline boriquée ou de beurre de cacao.

L'herpès de la verge est souvent le fait de la malpropreté, il ne faut pas en négliger le traitement. Lotions à l'eau blanche, à l'infusion de thé légèrement phéniquée, application de pommade au sous-nitrate de bismuth ou de poudre d'oxyde de zinc, d'iodoforme ou de talc.

Herpès circiné parasitaire. — Affection de la peau occasionnée par un champignon parasite de l'homme et des animaux, le *tricophyton tonsurans.*

L'herpès circiné, appelé vulgairement dartre, est une affection commune, au Congo, chez les indigènes sur le corps desquels elle forme, quelquefois, des taches circulaires, saillantes, mesurant jusqu'à 20 centimètres de diamètre. Elle n'est pas rare, non plus, chez les Européens.

La maladie débute par une petite plaque ronde, rougeâtre qui est le siège de vives démangeaisons et qui tend, chaque jour, à prendre de l'extension, en conservant la forme d'un cercle (d'où le nom d'herpès circiné). C'est toujours à la périphérie du cercle que la lésion est le plus apparente. De petites vésicules prennent naissance, puis ne tardent pas à s'ouvrir, et en se desséchant, forment des pellicules qui se détachent d'elles-mêmes. La formation de nouvelles vésicules en dehors des premières augmente peu à peu la lésion.

L'herpès circiné se développe surtout au visage, au cou et à la nuque, mais il siège également sur le ventre et à la partie postérieure du tronc,

Traitement : Faire chaque jour, pendant trois jours, un badigeonnage à la teinture d'iode en ayant soin de dépasser les bords de la plaque d'herpès de 2 centimètres environ. On peut aussi appliquer sur la lésion des feuilles sèches réduites en poudre ou des feuilles fraîches de Cassia alata.

Gale. — Maladie de la peau déterminée par un parasite animal de la famille des sarcoptes, de la classe des arachnides, l'*Acarus scabiei*.

La femelle de ce parasite, au moment où elle doit pondre, creuse sous l'épiderme une galerie de 1 à 2 centimètres de longueur dans laquelle elle dépose ses œufs.

Symptômes : Le malade éprouve de vives démangeaisons, surtout pendant la nuit. Sur la peau des mains, entre les doigts, à la face antérieure des poignets, à la partie interne des cuisses et aux fesses on remarque de petites lignes grisâtres, ponctuées de points plus foncés qui indiquent le trajet suivi par le sarcopte. Il existe, au voisinage des sillons, des éruptions diverses qui, en général, sont excoriées par les grattages répétés.

La gale n'envahit jamais la face.

Traitement : La gale est une affection contagieuse, il importe donc de prendre les mesures de préservation nécessaires quand on doit se trouver en contact avec les indigènes, qui en sont fréquemment atteints.

Frotter énergiquement le malade sur tous les points atteints ou suspects de l'être avec du savon noir et de l'eau tiède, puis faire prendre un grand bain dans lequel le malade continue à se frotter. On arrive ainsi à nettoyer convenablement les téguments et à déchirer les sillons qui contiennent le sarcopte et ses œufs.

Au sortir du bain, frictionner le malade avec la pommade d'Helmerich ou, à défaut, avec une pommade composée de 4 grammes de fleur de soufre pour 30 grammes de vaseline.

Le lendemain, lavage du corps à l'eau tiède pour enlever la pommade.

On calme l'irritation produite par les frictions en employant la poudre de sous-nitrate de bismuth, de talc ou de la pommade à l'oxyde de zinc (oxyde de zinc, 3 grammes vaseline 35 grammes).

Les vêtements que portait le malade et les objets de literie seront exposés aux vapeurs de soufre puis lessivés.

Puce pénétrante ou chique (puce des sables, *Ogéné en Mpongoué*). — La puce pénétrante n'est connue, au Gabon, que depuis une trentaine d'années. C'est un insecte aptère, beaucoup plus petit que la puce ordinaire, dont la femelle fécondée pénètre sous l'épiderme pour y pondre ses œufs. On peut la rencontrer sur une partie quelconque du corps, même au visage, mais c'est, ordinairement, à l'extrémité des orteils, autour des ongles et à la plante du pied qu'elle siège.

La tuméfaction consécutive à la pénétration de la chique sous l'épiderme est due au développement du sac membraneux que l'insecte a sous le ventre. Cette tuméfaction dépasse rarement le volume d'un gros pois.

La présence de la puce pénétrante est signalée par une sensation de piqûre et de chatouillement non désagréable. Un petit point noir paraît à fleur de peau. Autour de ce point, la peau ne tarde pas à se décolorer, à prendre une teinte blanche ou blanc jaunâtre. La zone décolorée, légèrement saillante, s'étend jusqu'à ce qu'elle ait atteint, en général, quatre ou cinq millimètres de diamètre. La poche où se trouvent les œufs renferme aussi un liquide limpide, jaune clair d'abord, puis louche et blanchâtre, enfin purulent.

Durant cette évolution le chatouillement a été remplacé par de vives démangeaisons, survenant surtout le soir et le matin, et par une douleur sourde, quand les tissus sont trop distendus.

Si, par suite d'une négligence inexcusable ou d'une inquiétante insensibilité, l'extraction n'est pas pratiquée, le sac membraneux se rompt, ses parois subissent la transformation purulente, un ulcère se forme, toujours long à guérir, pouvant entraîner la chute de l'ongle, au voisinage duquel il siège, et même la perte d'un orteil.

Les indigènes ne font pas preuve d'une bien grande habileté pour extraire les chiques, aussi convient-il, autant que faire se peut, de pratiquer soi-même l'opération qui est, d'ailleurs, fort peu douloureuse et tout à fait simple, quand elle a lieu peu de temps après la pénétration de la chique. Il n'en est plus de même au bout de cinq ou six jours.

On se sert d'une forte aiguille (2^{mm} de diamètre) avec la pointe de laquelle on attaque l'épiderme, tout autour de la saillie arrondie formée par le sac qui contient la chique et ses œufs ; on met ainsi à découvert la partie superficielle de ce sac, la partie profonde, adhérente aux parois de la cavité creusée dans la peau, est décollée par de petites pressions exercées avec l'extrémité de l'aiguille, dont la pointe doit éviter, le mieux possible, les parois du sac. En agissant avec précaution et surtout avec patience, on arrive à énucléer, pour ainsi dire, la petite tumeur, sans déchirer la membrane qui la limite. Il reste, alors, à cautériser la plaie avec un peu de teinture d'iode ou de nitrate d'argent et à remplir la cavité de vaseline iodo-formée ou de pommade mercurielle.

Si, en opérant, le sac a été ouvert, il faut essayer d'en retirer les parois avec une pince fine puis laver, avec soin, la plaie avec de l'eau phéniquée ou bichlorurée et la cautériser comme précédemment.

Les moyens préconisés contre le parasite tels que les lotions térébenthinées ou phéniquées, les frictions à la vaseline iodoformée ou à la pommade mercurielle ne donnent pas de résultats bien satisfaisants.

Pour se garantir des atteintes de la chique, il ne faut pas marcher pieds nus sur le sable, ni même dans les appartements ; se servir d'une natte comme descente de lit, ne pas se chausser d'espadrilles et, enfin, être soucieux de son hygiène corporelle.

Craws-Craws. — Cette affection est commune au
Congo français, mais l'on donne, assez souvent, le nom de
craws-craws à des plaies longues à guérir, survenues à
la suite de furoncles, de piqûres de moustiques, de grattages répétés (eczéma) ou à des ulcères qui sont sous la
dépendance d'un mauvais état général.

Symptômes : Les craws-craws que nous avons observés
étaient ainsi caractérisés : au début, apparaît sur la peau
une petite tache noirâtre qu'entoure une zone d'inflammation de la dimension d'une pièce de vingt centimes, de
couleur rouge foncé. Il existe une légère démangeaison,
la douleur se traduit par une cuisson plus ou moins
vive, selon la région occupée par le craw-craw. C'est,
presque toujours, aux jambes que siège l'affection. Au
niveau de la tache noirâtre du début se développe une
vésicule contenant un liquide limpide, jaune citrin ; à la
vésicule succède une pustule qui atteint, en général, la
grosseur d'une lentille et contient un liquide d'abord
jaunâtre et louche, puis purulent. La zone inflammatoire,
de couleur rouge vif ou violacé, s'étend alors à deux,
trois ou quatre centimètres autour de la pustule qui a
beaucoup d'analogie avec une pustule vaccinale non
ombiliquée.

Lorsque la pustule a été ouverte à l'aide d'un instrument ou déchirée par les grattages ou le frottement des
vêtements, la suppuration s'établit à la surface d'un
ulcère superficiel, de forme irrégulière, qui peut atteindre
les dimensions d'une pièce de cinq francs. La douleur
n'est pas forte, ordinairement, et les mouvements occasionnés par la marche ne semblent pas avoir une influence
bien marquée sur l'extension que prend le craw-craw.

Les symptômes du début passent souvent inaperçus
parce que l'attention du malade n'est attirée sur l'affection qu'au moment où l'ulcère est déjà formé.

Le traitement qui paraît donner les meilleurs résultats est le suivant :

Aussitôt après l'apparition de la tache noirâtre, raser, sur une étendue de quatre à cinq centimètres, les poils qui environnent cette tache, laver à l'eau phéniquée ou à l'eau bichlorurée et appliquer un pansement à la vaseline boriquée ou iodoformée.

Lorsque l'ulcère sera formé, employer la poudre d'iodoforme, recouvrir d'un linge vaseliné ou mieux de taffetas chiffon, puis d'une couche d'ouate peu épaisse, et maintenir le pansement à l'aide d'une bande.

Chaque fois que le pansement sera renouvelé, c'est-à-dire au bout de 24, 48 ou 72 heures, selon l'importance de la suppuration, laver soigneusement l'ulcère avec de l'eau phéniquée ou bichlorurée.

Quand la suppuration sera tarie, appliquer un pansement au diachylum, qui sera laissé en place trois jours.

Laver toujours l'ulcère lorsque le pansement sera renouvelé.

Frictionner légèrement la peau, autour de l'ulcère, avec un mélange, à parties égales, d'eau blanche et d'alcool camphré.

Des soins de propreté convenables atténuent et font même disparaître les vives démangeaisons dont l'ulcère et les parties voisines sont, quelquefois, le siège.

Enfin, lorsque la plaie sera cicatrisée, prévenir les déchirures ou les excoriations du nouvel épiderme en le recouvrant, pendant quelque temps, d'une plaque de plomb très mince (1/2 millim.), fixée à l'aide d'une bande.

Il serait possible, croyons-nous, sinon d'éviter cette affection parasitaire, du moins de diminuer la fréquence des atteintes par le port de caleçons ou de pantalons attachés au-dessus du cou-de-pied. Les soins de propreté corporelle sont, évidemment, indispensables aussi.

Filaire de Médine ou Dragonneau. — Ver filiforme, dont la longueur peut atteindre 3 ou 4 mètres
et dont le diamètre ordinaire est de 1^{mm} à 1^{mm} et demi.

La femelle de ce ver s'introduit sous la peau des
membres inférieurs, le plus souvent, du scrotum, quelquefois.

Sa présence n'est trahie, d'abord, que par une démangeaison légère ; elle donne lieu, ensuite, à une petite
tumeur arrondie ou oblongue qui varie selon le déplacement du ver. Au bout d'une semaine, environ, à la
partie la plus élevée de la tumeur, apparaît une petite
ampoule qui s'ouvre d'elle-même et transforme cette
tumeur en un petit abcès présentant l'aspect de l'abcès
qui succède à un furoncle. Au centre du foyer purulent
apparaît un petit point blanc qui est l'une des extrémités du
ver. A l'aide d'une pince, on saisit cette extrémité et l'on
cherche à attirer au dehors une courte partie de la filaire
que l'on enroule sur une petite baguette de bois ou sur
un petit cylindre fait avec du diachylum. On continue à
exercer doucement des tractions en tournant la baguette
entre deux doigts ; lorsque l'on éprouve une trop grande
résistance, on cesse les tractions et on fixe la baguette au
voisinage de la plaie, au moyen de quelques tours de
bande. Les tractions sont renouvelées une ou deux fois
chaque jour, et toujours avec précaution, jusqu'à ce que
le ver ait été complètement retiré. Quelques pansements
à l'eau phéniquée ou à l'eau bichlorurée suffisent alors
pour amener la guérison.

Mais si, spontanément ou par suite de l'abandon du
traitement après rupture de la filaire, sous l'influence de
tractions mal faites, la région s'enflamme et le ver se
putréfie, on voit survenir un phlegmon, des suppurations
profondes et même de la gangrène.

La filaire se trouve dans les terrains humides ou marécageux, dans l'eau des mares ou des petits ruisseaux ;

aussi, faut-il s'abstenir de marcher pieds nus, surtout si l'on est porteur d'excoriations ou de plaies et doit-on, quand, en voyage, on est obligé de se contenter de l'eau que l'on rencontre, toujours filtrer, ou mieux, faire bouillir cette eau.

Filaire de l'œil. — Ver filiforme, long de 2 à 5 centimètres, que l'on observe chez les noirs et qui se trouve sous la conjonctive oculaire.

La filaire de l'œil n'est pas toujours visible chez celui qui en est atteint. Elle apparaît à intervalles assez éloignés, quelquefois, et il n'est pas toujours facile de la retirer à cause de sa mobilité, de ses petites dimensions et de son siège sous une membrane muqueuse qui peut être enflammée et très sensible.

Poux. — Les indigènes sont fréquemment porteurs de poux, ils les communiquent aux Européens qui se trouvent en relation avec eux et qui ne prennent pas de soins de propreté suffisants.

On distingue trois espèces de poux : le pou de tête, le pou de corps et le pou du pubis.

La présence de poux sur le corps peut donner lieu à diverses éruptions.

Contre les poux de tête employer, après avoir coupé les cheveux, les lotions savonneuses et un corps gras, huile ou pommade, qui tue les parasites en bouchant leurs trachées et en les asphyxiant (Littré).

Contre les poux de corps, faire des frictions à l'essence de térébenthine ou à l'alcool camphré.

Contre les poux du pubis (morpions), faire usage des frictions à la pommade mercurielle ou d'une décoction de tabac (60 grammes de tabac pour un litre d'eau).

Yxodes (*Tiques*). — Genre d'arachnides, de l'ordre des acariens, dont les femelles fécondées enfoncent profondément leur trompe dans la peau et sucent le sang jusqu'à ce que leur corps distendu forme de petites tumeurs arrondies. Il faut éviter de chercher à les enlever brusquement car leur tête peut alors rester dans les téguments et y produire des boutons douloureux. On peut leur faire lâcher prise en les arrosant d'huile de pétrole, de benzine ou d'essence de térébenthine (L. Brocq, *Traitement des maladies de la peau*).

Moustiques. (*Mbo en Mpongoué*) Ofourous, abeilles (*Gnowe*). Guêpes (*Ndyégo-yi-nyé*), frelons (*Ewogoni*), fourmis (*Ntyounou* et *Ndyenge*), Cancrelas.

Les piqûres de moustiques sont suivies de l'apparition de petites élevures de la peau, rosées ou rouges, qui occasionnent des sensations de brûlure et de vives démangeaisons. Par leur nombre, parfois considérable, elles peuvent irriter vivement la peau et déterminer de l'urticaire.

Les piqûres du moucheron appelé *ofourou* sont aussi incommodes que celles du moustique, quelques personnes y sont même particulièrement sensibles.

Les piqûres des abeilles, des guêpes et des gros frelons appelés *Ewogoni* sont très douloureuses. Les parties du corps atteintes, le visage surtout, sont le siège d'une tuméfaction considérable, et des accidents graves peuvent survenir, si les blessures sont nombreuses.

Les fourmis, principalement celles que les Gabonais nomment *Ntyounou*, déterminent, par leurs morsures, de la cuisson, des démangeaisons et de la rougeur de la peau. Lorsqu'elles pénétrent accidentellement dans les yeux, elles provoquent une cuisson très vive et un larmoiement considérable; une conjonctivite peut en être la conséquence.

Enfin, les aliments (pain, viande, fruits) qui ont subi le

contact des cancrelas ou des petites fourmis (*Ndyenge*), si communes et si désagréables dans les habitations, occasionnent, quelquefois, un léger œdème des lèvres.

Les douleurs engendrées par les piqûres des différents insectes dont nous venons de parler sont calmées par l'eau salée ou vinaigrée, par l'eau blanche ou par l'ammoniaque étendue d'eau.

Si l'inflammation est très vive il faut faire des lotions tièdes avec une infusion de thé.

S'il s'agit de piqûres d'abeilles, examiner avec soin les régions touchées, aussitôt après l'accident et retirer les aiguillons que les insectes auraient pu laisser dans les blessures.

Dans la forêt, où les fourmis abondent, prendre de grandes précautions quand on veut cueillir des fleurs ou des fruits ou inciser un arbre à latex. Attacher le pantalon au niveau du cou-de-pied et les manches du veston au poignet, plonger les mains dans de l'eau phéniquée.

§ IV. — *Maladies vénériennes*

Les maladies vénériennes, fréquentes au Congo, sont trop souvent traitées, par ceux qui en sont atteints, à l'aide de remèdes indigènes ou de médicaments énergiques et infaillibles recommandés par des annonces ou, enfin, par le mépris. Le médecin n'est appelé à intervenir que dans le cas où des complications surgissent ou quand des accidents syphilitiques font leur apparition.

Les remèdes indigènes, employés contre la blennorrhagie, le plus souvent, se composent de décoctions ou de macérations de plantes diverses, dont la formule est tenue secrète par ceux qui les procurent. Ces préparations sont très désagréables au goût et ennuyeuses à prendre à cause de la quantité de liquide qu'elles contiennent.

Nous ne sommes en mesure ni d'affirmer ni de nier leur efficacité, mais nous restons persuadé que si le médecin en prescrivait de semblables elles ne seraient probablement pas acceptées par les malades.

Les spécialités qui consistent, principalement, en injections, sont d'un usage commun en raison de la rapidité avec laquelle ces injections *coupent* un écoulement. Le permanganate de potasse possède une faveur spéciale, à cet égard, et, d'ordinaire, c'est le moment où l'inflammation blennorrhagique a envahi toute la muqueuse uréthrale que le malade choisit pour se donner une *bonne*, c'est-à-dire une forte injection.

Enfin, le traitement par le mépris consiste à ne point modifier ses habitudes de régime et à considérer la bière et l'alcool comme de véritables remèdes.

Nous parlerons bientôt des complications qui sont

susceptibles d'accompagner la blennorrhagie et des
lésions qui peuvent être la conséquence de cette affection,
surtout si elle est mal soignée. Leur nombre et leur
importance rendront peut-être plus circonspects et plus
prudents les sceptiques et les impatients trop pressés de
réparer le temps perdu et les engageront, quand ils
seront à même de le faire, à moins dédaigner les conseils
du médecin, dès le début de leur maladie.

Blennorrhagie. — Inflammation du canal de l'urèthre due au contact du pus blennorrhagique.

Symptômes : Pendant 36 ou 48 heures après le coït
rien d'anormal n'est observé. Le troisième jour on ressent
des picotements et la sensation d'une faible chaleur en
urinant, au niveau de l'orifice externe de l'urèthre
(*méat*). Si, le lendemain matin, en se levant et avant
d'uriner, on presse le canal, on voit apparaître au méat
une gouttelette un peu filante. C'est le vrai début de la
blennorrhagie.

Ensuite, les symptômes s'accentuent, la sensation de
chaleur et de cuisson devient pénible et continue, l'écoulement est crémeux, les lèvres du méat sont tuméfiées et
de couleur rouge vif. A la sensation de chaleur et de
cuisson succèdent de véritables douleurs exaspérées par
la miction et, surtout, par les érections nocturnes.
L'écoulement est purulent, jaunâtre ou jaune verdâtre,
quelquefois mélangé de sang.

Au moment des érections, la verge se courbe et exerce
sur l'urèthre, que l'inflammation a rendu inextensible,
les tiraillements les plus pénibles (*chaude-pisse cordée*).

Dans le but de supprimer ses souffrances le malade
casse la corde, parfois, en frappant sur la verge appuyée
sur un plan résistant.

Une telle manœuvre expose à de graves accidents
(hémorragie, infiltration urinaire).

A cette période *d'état*, qui est plus ou moins longue selon la constitution et le tempérament des individus ou selon les maladies générales dont leur organisme est atteint, l'inflammation gagne les diverses parties de la verge et peut s'étendre jusqu'à la vessie. Il existe alors de la fièvre, une sensation de pesanteur au périnée, des douleurs de reins.

La période de *déclin* est caractérisée par la diminution graduelle des phénomènes inflammatoires précédemment énumérés, les érections ne sont plus douloureuses, l'écoulement est beaucoup moins abondant et de couleur crémeuse.

« S'il s'agit d'une première blennorrhagie, chez un sujet bien constitué, apte et résigné à suivre une bonne hygiène, il arrive *quelquefois* que parvenu à ce degré (*période de déclin*) le mal s'éteint complètement de lui-même, peu à peu, en quelques semaines.

« Si l'art intervient — et à cette période il le peut efficacement et fructueusement — la guérison en douze ou quinze jours est la règle.

« En dehors de ces deux conditions l'inflammation ira en diminuant, mais sans cesser. Durant des années, parfois, il persistera une sécrétion à peine colorée, presque imperceptible, mais offrant le double inconvénient : 1° de redevenir purulente et, partant, contagieuse, par suite des écarts de régime ; 2° de provoquer même en l'absence de ces écarts, des modifications de tissu et des complications au voisinage ou à distance ; c'est l'état connu sous le nom de *blennorrhée* ». (P. Diday, *La pratique des maladies vénériennes.*)

Traitement : Nous ne saurions trop engager ceux qui résident dans des postes médicaux à consulter, dès qu'ils observeront les premiers symptômes de la blennorrhagie, le médecin qui jugera s'il y a lieu de tenter le traitement abortif par des injections et qui donnera toutes les indications nécessaires pour la pratique de ces injections.

A ceux qui habitent les localités éloignées des postes médicaux nous recommanderons, d'abord, une abstention complète à l'égard des injections, pendant la période aiguë de la blennorrhagie, ensuite, une bonne hygiène et beaucoup de patience. Ils pourront, s'ils veulent être raisonnables, vérifier la vérité contenue dans ces paroles d'un célèbre praticien : « Aucune chaude-pisse ne durerait plus de quarante ou cinquante jours, si le malade se résignait, dès son début, à la garder quarante ou cinquante jours. »

Le traitement méthodique est le plus sûr, il consiste à modérer l'intensité de l'inflammation, pendant la période aiguë, et à combattre l'écoulement par les balsamiques, pendant la période de déclin.

Période aiguë : Éviter toute fatigue et toute excitation, user modérément de vin, de café et de mets épicés; s'abstenir de liqueurs, de bière, d'apéritifs.

Boire, chaque jour, un ou deux litres de la préparation suivante :

Bicarbonate de soude.........	3 grammes.
Jus de citron	quantité suffisante.
Eau sucrée..................	un litre.

ou bien un ou deux litres de tisane de graine de lin ou d'eau de goudron.

La tisane de graine de lin se prépare en faisant infuser 10 grammes de graine de lin dans un litre d'eau.

Pour préparer l'eau de goudron, mettre cinq grammes de goudron végétal dans une bouteille que l'on remplit d'eau. Tenir toujours la bouteille pleine.

Prendre, deux ou trois fois par jour, un bain local à l'eau froide simple ou à l'eau blanche mélangée de moitié d'eau bichlorurée au millième.

Après chaque bain, envelopper la verge dans un pansement composé d'une petite compresse doublée d'un peu de coton hydrophile ou d'un morceau de taffetas chiffon.

Ne pas trop serrer le lien à la base de la verge.

Après chaque miction laver l'extrémité de la verge et changer le pansement, s'il le faut.

Contre les érections nocturnes, employer le bromure de potassium et les lavements laudanisés.

Potion { Bromure de potassium   3 grammes.
{ Eau sucrée .... un verre à boire.

à prendre en trois fois à une demi-heure d'intervalle.

Lavement { Laudanum........ X à XX gouttes.
{ Eau tiède......... 150 grammes.

Porter un suspensoir qui ne sera quitté qu'au moment de se mettre au lit.

Éviter soigneusement de porter les doigts aux yeux après avoir touché la verge.

Enfin, s'il existe de la constipation, prendre des laxatifs ou des lavements émollients.

Quand la période de déclin est établie, c'est-à-dire quand on n'éprouve plus de douleur en urinant et pendant les érections, quand le méat n'est plus tuméfié et que l'écoulement est devenu blanc et peu abondant, supprimer les boissons délayantes, les potions et les lavements et faire usage des balsamiques parmi lesquels le copahu et le cubèbe sont les plus actifs.

Opiat { Copahu............. 10 grammes.
{ Cubèbe............. 5 grammes.
{ Sirop de miel .... quantité suffisante.

à prendre, chaque jour, en trois fois sous forme de bols enveloppés de pain azyme ou roulés dans de la poudre de réglisse ou de café.

Uriner avant de prendre le médicament.

Si l'on peut se procurer des capsules de copahu et de cubèbe, on prendra six capsules de copahu, le matin, six de cubèbe dans la journée et six de copahu le soir. Continuer le traitement pendant dix ou douze jours. S'il survient de la diarrhée diminuer la dose quotidienne du médicament et prendre une potion astringente (bismuth et laudanum). Si l'opiat provoque des vomissements fractionner les doses et prendre quelques gouttes de laudanum ou d'éther sur un morceau de sucre.

Associer au traitement par les balsamiques l'emploi d'une injection astingente.

Injection
- Eau blanche.................... 100 grammes.
- Sous-nitrate de bismuth en poudre   4 grammes.
- Laudanum .... X gouttes.
- Eau bouillie................... 100 grammes.

ou bien

Injection
- Eau blanche...... 100 grammes.
- Eau bouillie...... 100 grammes.

Faire deux injections, chaque jour, une le matin et une le soir.

Si, malgré les balsamiques et les injections, l'écoulement persiste, cesser tout traitement pendant quelque temps, souvent la maladie disparaît graduellement, sinon consulter le médecin à la première occasion.

COMPLICATIONS DE LA BLENNORRHAGIE

Adénite inguinale. — La tuméfaction des ganglions de l'aine n'est pas rare, dans le cours d'une blennorrhagie, surtout chez les sujets lymphatiques, mais l'adénite se termine ordinairement par résolution; si du pus se forme, c'est qu'il existe un chancre mou, en même temps que la blennorrhagie.

Hémorragies de l'urèthre. — Ces hémorragies consistent, habituellement, dans l'apparition de quelques gouttes de sang mélangé au pus de l'écoulement, mais elles peuvent se traduire par un suintement continu. Elles seront combattues, si elles se prolongent, par l'application de linges froids sur la verge et même par des injections d'eau froide.

Rétention d'urine. — S'observe plutôt chez ceux dont le canal est déjà rétréci par des blennorrhagies antérieures.

Traitement : Bains prolongés, lavements laudanisés, bromure de potassium à la dose de deux grammes, chaque jour.

Cystite. — C'est la complication la plus fréquente de la blennorrhagie, elle peut être occasionnée par les injections, mais elle reconnaît ordinairement pour cause, un excès, la fatigue ou le refroidissement.

Symptômes : Envies fréquentes d'uriner, douleurs plus ou moins vives du côté de la vessie, des reins et des aines. Parfois, émission d'un peu de sang avec les dernières gouttes d'urine.

Les urines sont pâles et troubles.

Traitement : Tisane de graine de lin ou bicarbonate de soude (3 grammes dans un litre d'eau). Boire, chaque jour, un litre de l'une ou l'autre de ces préparations.

Bains de siège, frictions à l'alcool camphré ou à l'essence de térébenthine sur le bas-ventre et sur les reins.

Porter constamment une chemise ou une ceinture de flanelle.

Orchite blennorrhagique. — Complication assez fréquente de la blennorrhagie. Peut être une cause de stérilité (orchites doubles).

Traitement : Repos au lit ; applications de cataplasmes laudanisés sur les bourses qui seront tenues légèrement relevées par un coussin placé entre les cuisses.

Combattre la constipation à l'aide de laxatifs (fruit salt, sel de Vichy, sel de Brides, etc.).

Conjonctivite purulente blennorrhagique. — Cette grave affection, qui peut entraîner la perte de l'œil, est occasionnée par le contact accidentel du pus blennorrhagique avec la conjonctive.

La conjonctive est une membrane qui recouvre la face interne des paupières et le globe de l'œil jusqu'à la circonférence de la cornée transparente.

Symptômes : Le malade éprouve, d'abord, une sensation de graviers, dans l'œil et, parfois, de violentes douleurs névralgiques, les paupières sont gonflées et rouges, puis une sécrétion considérable de pus s'établit et le gonflement des paupières prend d'importantes proportions. Enfin, l'inflammation peut occasionner des altérations de la cornée et, en se propageant aux membranes profondes de l'œil, entraîner la perte de la vision.

Traitement : Le malade atteint de blennorrhagie ne doit jamais, nous l'avons déjà dit, porter les doigts aux yeux après avoir touché sa verge.

Lorsque la conjonctivite purulente est développée, il faut, par des lavages prolongés, débarrasser la conjonctive du pus qui la recouvre. Ouvrir doucement les paupières pour éviter d'être atteint au visage par le pus qui, habituellement, est projeté au dehors avec violence,

Le malade devra, évidemment, se rendre dans un poste médical. Si son déplacement est absolument impossible, un Européen se chargera des soins que réclame son état.

Chaque jour, le matin et le soir, la conjonctive, après avoir été lavée à l'eau boriquée, sera cautérisée à l'aide

d'un collyre au nitrate d'argent (azotate d'argent cris-
tallisé).

I   Collyre { Nitrate d'argent............   1 gramme.
              { Eau distillée ou eau de pluie   100 grammes.

II   Solution { Sel marin ....   10 grammes.
                { Eau.............   100 grammes.

Manière d'appliquer le collyre : Préparer un pinceau
avec des brins de charpie ou avec du coton hydrophile
enroulé autour d'un petit morceau de bois, et placer la
solution de sel marin à portée de la main. Pour opérer,
ne pas trop exposer le malade à la lumière et, si cela
est nécessaire, lui faire soutenir la tête.

A l'aide d'un compte-gouttes, faire tomber alors *une
goutte* de collyre au nitrate d'argent sur la conjonctive
dans l'espace compris entre le globe de l'œil et la paupière inférieure maintenue écartée par les doigts de la
main gauche. Le contact du nitrate d'argent provoque,
d'ordinaire, chez le malade un mouvement qui fait échapper la paupière à la pression du doigt. Ecarter de
nouveau et le plus tôt possible cette paupière et laver la
conjonctive avec le pinceau bien imbibé de solution au
sel marin. Les douleurs seront calmées par l'application
de compresses froides sur l'œil.

Quand un œil seulement est atteint il faut protéger
l'autre par un pansement occlusif.

Dès le début de l'affection, le malade prendra un purgatif salin (sulfate de soude ou de magnésie, 30 ou 40
grammes).

Enfin, le rhumatisme blennorrhagique et les rétrécis-
sements de l'urèthre sont des complications qui suivent,
à plus ou moins de distance, la blennorrhagie. Ces affections exigent l'intervention du médecin.

Chancrelle ou chancre mou, simple non infectant.

La chancrelle est une affection qui n'entraîne pas d'infection constitutionnelle et ne réclame qu'un traitement purement local. Elle se développe, en général, par contact, pendant l'acte du coït, et la contagion n'a lieu que si les parties sont le siège d'excoriations.

La chancrelle débute au moment de l'inoculation par une ulcération, rarement par une pustule.

L'ulcération peut atteindre les dimensions d'une pièce d'un franc. Le chancre mou détermine toujours un bubon qui se termine par suppuration. (Voir Adénite inguinale.)

Traitement : Pansements à la poudre d'iodoforme, au coton imbibé d'alcool camphré et d'eau blanche.

Si le chancre mou tend à prendre une extension trop considérable il est nécessaire que le médecin intervienne.

Syphilis. — Maladie constitutionnelle qui se transmet par hérédité ou par contact. Dans ce dernier cas, le plus ordinaire, la syphilis débute après une incubation qui varie de quinze à vingt jours par une ulcération (chancre), puis, qu'elle soit héréditaire ou acquise, engendre, quarante ou cinquante jours après l'apparition du chancre, des troubles anémiques et nerveux passagers et, sur la peau et les muqueuses, des lésions qui se répètent à intervalles variables, pendant douze ou quinze mois : Ces lésions vont en décroissant graduellement d'intensité jusqu'à guérison, mais, dans certains cas, relativement rares, la maladie attaque les os, les muscles, le système nerveux, les viscères (cœur, foie, poumons, reins) et affecte alors, indépendamment de la gravité qui résulte de son siège, une tendance parfois incurable à se perpétuer dans l'organisme. (P. Diday, *La pratique des maladies vénériennes.*)

Au Congo français, la syphilis est assez commune,

chez les indigènes et, dans quelques régions (Loango, Brazzaville) les accidents qu'elle détermine sont presque toujours sérieux.

La syphilis est souvent grave chez l'Européen parce que les maladies auxquelles il est particulièrement exposé (paludisme, anémie, dyspepsie, dysenterie) sont non seulement des causes de débilitation qui placent l'organisme dans de mauvaises conditions de résistance au virus qui l'a infecté, mais constituent, aussi, des obstacles à la tolérance des médicaments spécifiques.

Nous ne pouvons entreprendre de décrire ici le traitement complet de la syphilis, les limites du cadre que nous impose la nature de ce travail s'y opposent, d'abord, ensuite, la syphilis étant, pour ainsi dire, une maladie *personnelle*, il est indispensable que le médecin connaisse bien le malade pour bien traiter la maladie ; enfin, nous estimons que l'Européen a peu de chances d'obtenir dans la Colonie une guérison complète de cette affection et qu'il s'expose, en s'obstinant à y séjourner, à des lésions graves du côté du cerveau, du cœur ou du foie.

Nous engagerons ceux que des raisons majeures empêchent de rentrer en Europe à ne point demander de consultations par correspondance, mais à se rendre, dès que les premiers accidents auront fait leur apparition, dans un poste médical, à s'y installer aussi longtemps qu'il le faudra et surtout à n'écouter, au point de vue du traitement, que les conseils du médecin.

Afin qu'aucune hésitation sur la nature de la maladie ne retarde la décision à prendre au sujet du déplacement de celui qui est intéressé à commencer le traitement le plus tôt possible, nous allons faire connaître les caractères des premiers accidents de la syphilis.

Accidents primaires — La sécrétion d'une lésion syphilitique, ou du sang de syphilitique étant accidentellement mis en rapport (par contact, friction, inoculation) avec les organes de l'absorption tégumentaire, le virus peut pénétrer par cette voie chez un sujet sain (P. Diday).

Le chancre induré est la première manifestation apparente de la syphilis. Il apparaît, ordinairement, quinze ou vingt jours après que le virus a pénétré dans l'organisme, quelquefois beaucoup plus tard, trente ou quarante jours.

Le chancre infectant est, généralement, arrondi, peu profond, il semble être creusé en godet, à l'évidoir, ses bords ne sont pas taillés à pic comme ceux du chancre mou ; l'ulcération, dont les dimensions ne dépassent guère un centimètre, est de couleur chair de jambon, quelquefois irisée. La suppuration est toujours peu abondante. Le pus inoculé au sujet lui-même ne développe pas de chancre, contrairement à ce qui a lieu quand il s'agit de chancrelle. Enfin, signe d'une grande importance, la base du chancre est dure, résistante ; elle donne aux doigts qui la saisissent entre deux points opposés de sa circonférence la sensation que produirait un demi-pois sec qu'on aurait placé sous l'ulcère (P. Diday).

Le chancre syphilitique est indolent, il détermine l'engorgement des ganglions de l'aine des deux côtés. Cette adénite n'aboutit pas à la suppuration comme l'adénite occasionnée par le chancre mou.

Il peut arriver que le chancre induré qui, tout à fait au début, a l'aspect d'une petite élevure de la peau (papule) conserve cette apparence jusqu'à sa disparition.

Enfin, la lésion peut siéger dans le canal de l'urèthre ou présenter d'assez faibles dimensions pour que l'on puisse douter de l'importance de la lésion. L'apparition des accidents secondaires fera disparaître les doutes.

Accidents secondaires. — Ces manifestations de la syphilis apparaissent quarante ou cinquante jours après le début du chancre et se traduisent par des maux de tête violents, de la fièvre, parfois, et par une éruption appelée *roséole*. Cette éruption consiste en petites taches roses ou rouges qui s'effacent par la pression du doigt et sont disséminées, en plus ou moins grande quantité, sur le tronc. Cette éruption ne provoque aucune démangeaison. Elle peut passer inaperçue, surtout s'il existe des bourbouilles au moment de son apparition.

Plaques muqueuses : se montrent en même temps que la roséole. Elles sont contagieuses. Le contact de leur sécrétion avec une érosion, une plaie de la peau ou des muqueuses peut faire naître un chancre induré.

Les plaques muqueuses ont une forme circulaire ou ovale, leurs bords sont légèrement élevés, elles présentent à la surface une teinte blanche, grisâtre ou rosée, et siègent, ordinairement, à la langue, aux lèvres et à l'anus. Les plaques muqueuses des lèvres et de la langue sont, souvent, recouvertes d'une pellicule blanche.

Jusqu'à ce que le traitement spécifique soit institué par le médecin, panser le chancre induré avec la poudre d'iodoforme et toucher, chaque jour, les plaques muqueuses avec de l'eau bichlorurée au millième ou avec de la teinture d'iode. — User modérément du tabac. Si les plaques siègent à l'anus, éviter la constipation à l'aide de laxatifs et prendre des soins de propreté convenables :

Moyens de se préserver des maladies vénériennes.

Ne jamais accomplir l'acte vénérien si la verge est le siège d'herpès, d'érosions ou de plaies.

Avant, examiner son sujet, se rendre compte, sous prétexte de badinage, de l'état de la bouche, des ganglions à la partie postérieure du cou et dans les aines, s'abstenir si ces ganglions sont engorgés ou s'il existe des ulcérations sur les lèvres ou sur la langue.

Enduire l'organe d'un corps gras (vaseline, huile, pommade) ou se servir de l'enveloppe membraneuse.

Pendant, ne pas s'attarder, « Conclure chaque fois qu'on a posé ses prémisses ». (Ricord).

Après, laver soigneusement l'organe avec de l'eau froide simple ou additionnée de vinaigre de toilette, de rhum ou de cognac, d'eau blanche ou d'alcool camphré. Uriner dès qu'on en éprouve le besoin.

Ces moyens ne sont point infaillibles, mais ils peuvent être utiles si ceux qui s'exposent ont assez de prévoyance, de patience et d'empire sur eux-mêmes pour les mettre en pratique.

§ 5. — *Vers intestinaux* (Ogola en Mpongoué).

Les parasites de l'intestin sont représentés au Congo par les ascarides et le tænia inerme.

Les Ascarides. — Vers à corps cylindrique, de 15 à 20 centimètres de longueur, fréquemment observés chez les indigènes. Ils se rencontrent aussi chez les Européens.

La présence de ces vers dans l'intestin est due à l'usage, comme boisson, d'eau provenant de marécages ou souillée par des immondices.

Les légumes mangés crus, tels que les radis, la salade, les tomates, quand ils sont mal nettoyés, peuvent aussi les occasionner.

Les ascarides donnent lieu à divers accidents (coliques sèches, accès de fièvre intermittente, diarrhée, convulsions).

Traitement : Calomel de 0 gr. 05 à 0 gr. 80 suivant l'âge.

Santonine, 0 gr. 02 à 0 gr. 05 (enfants), 0 gr. 05 à 0 gr. 20 (adultes).

Le Tænia. — Ver à corps plat formé d'anneaux articulés (*cucurbitains*).

Les anneaux diminuent de grosseur à mesure qu'ils approchent de la tête. Le ver peut atteindre 7 ou 8 mètres de longueur.

C'est le tænia inerme, dont la tête est dépourvue de crochets, que l'on observe, le plus souvent, au Congo, à Libreville, surtout, où peu d'Européens font un séjour de deux années sans en être atteint.

Le tænia est occasionné par l'usage, dans l'alimentation, de viande de bœuf trop peu cuite, de végétaux herbacés souillés par les eaux d'arrosage et mangés crus (salade, tomates, etc.), par l'emploi comme boisson d'eau prise dans des mares, dans des puits peu profonds et insuffisamment protégés, enfin, dans les dépressions marécageuses. C'est pendant la saison sèche, surtout, que cette eau est dangereuse. Les chiens peuvent aussi communiquer le tænia dont ils sont souvent atteints.

De même que les ascarides, le tænia peut donner lieu à divers accidents tels que des convulsions, des troubles du côté de l'estomac. La diarrhée et la dysenterie sont, parfois, rebelles au traitement, à cause de la présence d'un tænia dans l'intestin.

L'individu atteint de tænia éprouve des démangeaisons à l'anus, et, quelquefois, une sensation de picotement au fond de la gorge qui provoque une petite toux sèche. Les selles contiennent des anneaux qu'il est facile de reconnaître. Parfois, les anneaux tombent dans le pantalon et donnent l'impression que produirait la chute de gouttelettes d'eau froide sur les cuisses.

Traitement : La veille du jour où l'on doit expulser le tænia, régime lacté (au repas du soir).

Le lendemain matin, à six heures, prendre une dose de pelletiérine. Une heure après, prendre 30 grammes d'huile de ricin ou 30 grammes d'eau-de-vie allemande.

Le patient doit rester étendu sur un lit et, s'il éprouve des éblouissements ou des vertiges, respirer un peu d'éther.

Le tænia sera rendu dans un vase plein d'eau, afin d'éviter qu'il ne se rompe et d'en faciliter l'expulsion complète.

Après l'expulsion s'étendre encore sur une chaise longue ou sur un lit, pendant une heure ou deux.

Comme tænifuge, on peut remplacer la pelletiérine par le cousso.

<pre>
Fleurs de cousso....   40 grammes.
Sucre blanc ....   30 grammes.
Eau................. 1000 grammes.
</pre>

Pulvériser le cousso avec lé sucre, mélanger avec l'eau et faire bouillir doucement jusqu'à réduction à 500 grammes. Passer et exprimer.

A prendre en trois fois, à vingt minutes d'intervalle.

Les capsules d'extrait de fougère mâle peuvent aussi être employées. Enfin la poudre de graines de papaye donnerait, parfois, de bons résultats.

§ 6. — *Accidents occasionnés par la morsure d'animaux venimeux.*

Parmi les animaux venimeux qui sont à craindre, au Congo, nous pouvons citer le serpent, le scorpion, l'araignée et la scolopendre mordante.

Serpents. — Les serpents venimeux sont représentés par le serpent noir (*Iwombia en Gabonais*), le serpent vert (*owongala*) et la vipère (*ompèné*).

Le serpent noir, ainsi nommé à cause de sa couleur, peut atteindre deux mètres de longueur, il aime le voisinage des habitations et, la nuit, il fréquente les poulaillers. Pendant la saison des pluies surtout, on peut le rencontrer dans les sentiers bordés de hautes herbes.

Le serpent vert est appelé aussi serpent des bananiers parce qu'il se rencontre sur cette plante où la couleur de son corps se confond avec celle des feuilles. Il se trouve aussi sur les arbustes ou jeunes arbres (manguiers, avocatiers) dont les fruits attirent les oiseaux. Sa tête est triangulaire ainsi que son corps qui atteint très rarement un mètre de longueur.

Il existe un serpent vert que l'on confond souvent avec le précédent et qui se nomme aussi serpent des baniers. Sa tête est petite, ovale et son corps peu volumineux, très allongé et recouvert d'écailles fines. Ce serpent est inoffensif.

La vipère est représentée par deux variétés, la vipère cornue et la vipère à museau nu.

La vipère cornue, la plus commune des deux variétés, peut atteindre la grosseur de la jambe. Sa longueur dépasse rarement un mètre et demi. Son corps triangulaire est ramassé et se termine par une queue très courte. La tête est en fer de lance, surmontée, à l'extrémité du museau, de deux cornes molles d'un centimètre de hauteur, en moyenne. La mâchoire supérieure est armée de crochets dont la longueur peut atteindre quatre à cinq centimètres et dont la solidité est suffisante pour traverser le cuir de chaussures légères.

Chez certaines vipères les écailles de la partie dorsale du corps sont de couleur gris-jaune sale, couvertes de dessins représentant des rectangles traversés par des diagonales de couleur plus foncée. Chez d'autres, au contraire, les couleurs sont variées et chatoyantes.

La vipère cornue se tient près des habitations, dans les plantations de manioc, pendant la saison des pluies; elle habite les bas-fonds, les hautes herbes placées près des ruisseaux, pendant la saison sèche.

Les morsures des serpents dont nous venons de parler sont très dangereuses. Elles déterminent d'abord une vive douleur, de la rougeur, du gonflement et de l'engourdissement du membre lésé, puis surviennent des vomissements, des faiblesses, des vertiges, de la difficulté de la respiration, des crampes, des convulsions et, enfin, le coma précédant la mort à peu de distance.

Traitement : Il faut empêcher le venin de pénétrer dans les voies circulatoires en plaçant une ligature entre la plaie (un peu au-dessus) et la racine du membre, c'est-à-dire entre la plaie et le cœur.

Ensuite, agrandir avec la lame d'un canif les plaies produites par les crochets et provoquer l'écoulement du sang; si cela est possible, appliquer une ventouse sur la plaie (une petite tasse, un verre à bordeaux peuvent servir à cet effet) puis laver la plaie et la cautériser avec de l'alcool phéniqué, du perchlorure de fer ou de la teinture d'iode. Maintenir le patient en état d'ivresse, pendant douze heures, à l'aide de boissons alcooliques administrées le plus tôt possible après l'accident.

Nous engageons vivement ceux qui sont appelés à résider dans la brousse à se munir de quelques doses de sérum antivenimeux du docteur Calmette et d'une seringue pour pratiquer l'injection de ce sérum sous la peau.

Le scorpion (*Étébombé*) peut atteindre 20 centimètres de longueur, il est de couleur noire ou brune et muni de fortes pinces. Sa queue porte un piquant percé de plusieurs ouvertures communiquant avec la glande à venin.

La piqûre du scorpion occasionne une douleur vive, de l'inflammation et de la tuméfaction au niveau de la région touchée. Il peut survenir de la fièvre et des vomissements.

L'araignée à redouter appartient au genre mygale, analogue à l'araignée-crabe de la Guyane, un peu moins grosse, cependant. Les mandibules sont terminées par deux palpes en forme de crochets creux en communication avec les glandes à venin.

La morsure de cette araignée est douloureuse, elle peut déterminer de la fièvre accompagnée d'un délire léger.

La scolopendre (*cent-pieds*) est un myriapode dont le corps allongé est formé d'une grande quantité d'anneaux portant chacun une paire de pattes. Elle se rencontre communément au Gabon où ses dimensions atteignent de 5 à 15 centimètres, elle est de couleur jaune cireux. Les indigènes l'appellent *Nkoro*.

La douleur occasionnée par la morsure de la scolopendre est vive et peut s'étendre à tout le membre qui est le siège de gonflement au voisinage du point touché, mais, en général, les effets sont passagers et la morsure n'entraîne pas d'accidents graves.

Traitement des blessures faites par les scorpions, les araignées et les scolopendres : faire saigner la plaie autant que possible, la débarrasser des crochets que l'animal aura pu y laisser. Cautériser avec de l'alcool phéniqué, de la teinture d'iode ou de l'ammoniaque.

Contre les morsures des scorpions, faire prendre la potion ci-dessous en trois fois, à un quart d'heure d'intervalle.

> Ammoniaque liquide............,   XV gouttes.
> Eau sucrée.....................   125 grammes.

INSTRUCTIONS POUR L'EMPLOI DU SÉRUM ANTIVENIMEUX.

Extrait des *Annales d'hygiène et de médecine coloniales*
(juillet-août-septembre 1899).

Le sérum antivenimeux est du sérum de cheval immunisé contre le venin des serpents. Il conserve ses propriétés indéfiniment, si on prend soin de ne jamais déboucher le flacon qui le renferme et de le maintenir à l'abri de la lumière. Il n'est altéré par la chaleur qu'au-dessus de 60° centigrades.

On l'emploie en injections hypodermiques dans tous les cas de morsures de serpents venimeux ou de scorpions. Le sérum empêche les effets des venins provenant de toutes les espèces de serpents de l'Europe, de l'Asie, de l'Afrique, de l'Océanie et de l'Amérique.

La dose à employer est de 10 centimètres cubes, c'est-à-dire un flacon entier pour les enfants et pour les adultes, lorsqu'il s'agit d'une vipère d'Europe ou d'un serpent de petite espèce des pays chauds.

Dans les cas de morsures par des serpents de grande taille, tels que *cobra capel* de l'Inde, le *naja-haje* d'Egypte, les *bothrops* de la Martinique et de l'Amérique du sud, les *crotales* de l'Amérique centrale et de l'Amérique du Nord[1], il sera préférable d'injecter simultanément deux doses, soit **20** centimètres cubes, en une seule injection.

Il faut intervenir le plus tôt possible après la morsure car certains serpents, dans les pays chauds, tuent l'homme en quelques heures. Même dans les cas les plus graves, on pourra toujours empêcher la mort et arrêter l'envenimation si on injecte le sérum dans un délai de quatre heures après la morsure. Il n'y a aucun danger à en injecter de grandes quantités : le *sérum ne renferme aucune substance toxique et ne cause jamais d'accidents.*

Les injections sous-cutanées de sérum doivent être faites dans le tissu cellulaire du flanc droit ou gauche de préférence, parce qu'elles ne sont pas douloureuses à cet endroit.

On doit les pratiquer avec une seringue stérilisable, à piston de caoutchouc ou d'amiante, de 10 ou 20 centimètres cubes de capacité[2]. Avant l'injection, on fait bouillir la seringue pendant dix minutes dans de l'eau additionnée d'une petite quantité de borax (cette substance empêche les aiguilles d'être attaquées par la rouille). On lave avec soin la peau du blessé avec du savon et de l'eau, puis avec une solution antiseptique. On introduit alors l'aiguille profondément dans le tissu cellulaire, on pousse l'injection en une ou deux minutes et on retire brusquement l'aiguille. Le sérum se résorbe en quelques instants.

Ces précautions de propreté sont utiles pour ne pas produire d'abcès. On peut s'en dispenser si le temps

1. Le serpent noir et la vipère cornue du Congo français.
2. Nous conseillons d'employer la seringue de Roux, de la contenance de 10 centimètres cubes.

presse et que la vie de la personne mordue soit en danger
immédiat.

. . . .

Un léger précipité albumineux dans les flacons n'est
pas un indice d'altération. Mais si le sérum est complètement trouble, d'apparence laiteuse, il faut le rejeter
parce qu'alors il a été envahi par des germes de l'air qui
peuvent provoquer des abcès.

TRAITEMENT DES MORSURES VENIMEUSES CHEZ LES ANIMAUX DOMESTIQUES

Dans certains pays, beaucoup d'animaux domestiques
(bœufs, moutons, chevaux, chiens) sont tués, chaque
année, par des reptiles venimeux et occasionnent ainsi
des pertes considérables aux agriculteurs. L'emploi du
sérum antivenimeux permet d'éviter ces pertes. On en
fait usage exactement comme pour l'homme et aux mêmes
doses. Les injections aux animaux doivent être faites de
préférence sous la peau du dos, entre les deux épaules.

CHAPITRE III

On entend par empoisonnement, au point de vue médical « tout état morbide accidentel qui résulte de l'action spéciale qu'exercent sur l'économie certaines substances minérales ou organiques délétères » (Tardieu).

Les substances délétères ou poisons produisent des effets locaux dus au contact du poison avec les tissus et des effets généraux qui indiquent que le poison a pénétré dans l'organisme.

« Toutes les fois qu'une personne bien portante sera prise tout à coup de coliques violentes, de nausées et de vomissements, puis de troubles de la circulation et de la respiration et enfin de désordres nerveux (convulsions, paralysie), à la suite de l'ingestion d'une boisson ou d'un aliment, on devra soupçonner un empoisonnement » (Littré).

Dans les cas d'empoisonnement il faut :

1° *Évacuer le poison* à l'aide de vomitifs, ipéca (1 à 2 grammes), moutarde (1 cuillerée à bouche), sulfate de zinc (2 grammes) et de purgatifs, huile de ricin (30 grammes), huile d'olive (60 grammes), sulfate de soude ou de magnésie (40 grammes).

2° *Faire prendre un contrepoison ou antidote.* Quand l'estomac a été vidé on neutralise l'effet du poison par un antidote. Quelquefois, il faut administrer le contrepoison avant de vider l'estomac, dans les cas d'empoisonnement par les acides, par exemple.

3° Donner au patient des soins qui varient selon la nature du poison absorbé. Les poisons irritants ou caustiques (acides azotique, sulfurique, phénique, chlorhydrique, etc. ; iode, cuivre, mercure) réclament une médication émolliente : blancs d'œufs battus avec de l'eau, tisane de graine de lin ou d'orge.

Les poisons narcotiques ou narcotico-àcres (opium, belladone) demandent une médication stimulante et tonique : café, alcool, vin.

Les poisons convulsivants (strychnine, mboundou) exigent une médication calmante et antispasmodique : camphre, éther, chloroforme, bromure de potassium, chloral.

Les indications qui suivent au sujet du traitement spécial à chaque empoisonnement et des principaux symptômes, dans quelques cas, sont tirées du *Formulaire pratique de thérapeutique et de pharmacologie* du docteur Dujardin-Beaumetz et de P. Yvon, pharmacien de 1re classe.

Alcool. — *Traitement* : Essayer de faire prendre un vomitif.

Si le patient est insensible, stimulez-le de toutes les manières que vous pourrez, frappez-le avec l'extrémité d'une serviette mouillée, pincez-le.

Faire prendre un demi-litre de café fort et chaud.

Inhalations d'ammoniaque.

Douches chaudes et froides alternées.

Ammoniaque. — *Traitement* : Vinaigre dilué dans de l'eau, jus de citron ou d'orange à volonté. Inhalations de vinaigre sur un mouchoir de poche.

Boissons émollientes, telles que blancs d'œufs dans de l'eau, lait, tisane de graine de lin.

Arsenic, acide arsénieux, liqueur de Fowler.
— *Traitement* : Administrer un vomitif; ensuite faire prendre une grande quantité d'eau chaude ou salée pour laver l'estomac.

Magnésie en abondance, huile d'olive à doses répétées.

Boissons émollientes, blancs d'œufs, graine de lin.

Couvertures chaudes, bouteilles chaudes aux extrémités, frictions.

Caféine. — *Traitement* : Ipéca: 1 gramme ou moutarde (1 cuillerée à bouche).

Stimulants à volonté, alcool, champagne.

Frictions avec la main, chaleur aux extrémités.

Calabar. — La fève de Calabar (*Physostigma venennosum. Légumineuses*) existe au Gabon et, d'après les renseignements donnés par des pahouins qui l'appellent *Djirou*, elle se rencontrerait en abondance vers les monts de Cristal [1]. A la côte occidentale d'Afrique les indigènes emploient la fève de Calabar comme poison d'épreuve. Ses propriétés sont dues à la physostigmine et à la calabarine.

Symptômes : Vertiges, défaillances, prostration, abolition de la puissance musculaire dans les extrémités inférieures. Secousses dans les muscles. Pupille contractées. Mort par asphyxie.

Traitement : Vomitifs (moutarde, 1 cuillerée à bouche), ipéca (2 grammes). Administrer 0 gr. 60 de chloral, par la bouche ou le rectum, tous les quarts d'heure ou toutes les heures.

Stimulants à volonté, alcool, vin.

Respiration artificielle (faire exécuter aux bras du patient des mouvements alternatifs d'élévation et d'abaissement).

1. (Dr Méry, Archives de médecine navale, 1866.)

Camphre. — *Traitement* : Vomitifs, moutarde (une cuillerée à bouche), ipéca (2 grammes).

Inhalations d'éther.

Chaleur aux extrémités : couvertures chaudes, bouteilles d'eau chaude aux pieds. Frictions avec de l'alcool.

Douches chaudes et froides alternées sur la poitrine.

Champignons. — *Symptômes* : apparaissent, généralement, dans l'espace d'une demi-heure à une heure après l'absorption. Coliques violentes avec vomissements et diarrhée. Grande excitation cérébrale suivie de coma (assoupissement profond avec abolition de la sensibilité). La respiration fait entendre un son imitant le bruit de l'eau bouillante. Extrémités froides.

Traitement : Vomitifs, moutarde (1 cuillerée à bouche), ipéca (2 grammes).

XX gouttes de teinture de belladone dans de l'eau.

Huile de ricin (30 grammes). Eau-de-vie.

Chloroforme. — *Traitement* : Vomitifs, moutarde (une cuillerée à bouche), ipéca (1 gramme).

Administration copieuse d'eau contenant du carbonate de soude.

Stimuler le patient de toutes les façons, massage, sinapismes aux jambes.

Injections dans le rectum d'un demi-litre de café fort et chaud.

Coloquinte. — *Symptômes* : Vomissements continus (les matières rendues contiennent quelquefois du sang), faiblesse, extrémités froides.

Traitement : Vomitifs, moutarde (1 cuillerée à bouche), ipéca, laudanum (1 gramme dans un peu d'eau), si le patient ne peut avaler, mêler le médicament avec 60 grammes d'amidon et d'eau et le donner en lavement.

Stimulants à volonté, eau-de-vie chaude et eau.

Boissons émollientes : blancs d'œufs dans de l'eau, gomme et eau.

Couvertures chaudes, bouteilles d'eau chaude, briques chaudes aux pieds, frictions avec la main. Cataplasmes chauds sur le ventre.

Curare. — *Symptômes* : Les symptômes généraux sont semblables à ceux de l'empoisonnement par la strychnine, mais jamais de tétanos. Paralysie des nerfs moteurs et mort par arrêt des mouvements respiratoires.

Traitement : Respiration artificielle à continuer jusqu'à ce que le poison soit éliminé.

Stimulants à volonté : eau-de-vie, vin chaud.

Si c'est par la surface d'une blessure que le poison a été introduit, faire une ligature au-dessus et laver la blessure complètement. Si les symptômes diminuent, la ligature peut être desserrée avec précaution, pour un moment seulement.

La surface de la blessure doit être lavée souvent et avec soin.

Cuivre. — *Traitement* : Lait et œufs à volonté.

Vomitifs, moutarde (1 cuillerée à bouche), ipéca (2 grammes), large administration d'eau tiède.

Faire prendre XXV gouttes de laudanum par la bouche.

Application de cataplasmes sur le ventre.

Datura stramonium. — *Symptômes* : Sécheresse de la peau et de la gorge, pupilles dilatées. Délire, cauchemars, vision double, éruption de la peau, paralysie des extrémités inférieures. Coma.

Traitement : Vomitifs, moutarde (1 cuillerée à bouche), ipéca (1 gramme).

Café fort et chaud auquel on ajoute de l'alcool.

Sinapismes aux jambes, bouteille d'eau chaude aux pieds, douches chaudes et froides alternées.

Respiration artificielle pendant deux heures si c'est nécessaire.

Acide chlorhydrique. — *Traitement* : Larges administrations de savon et d'eau, à prendre par doses de 30 grammes. Bicarbonate de soude à volonté dans de l'eau.

Lait, huile, blancs d'œufs et eau, gomme et eau, tisane de graine de lin.

Iode. — *Traitement* : Vomitifs, moutarde (1 cuillerée à bouche), ipéca (1 gramme). Amidon et eau, blancs d'œufs et eau, à volonté.

Injections hypodermiques de morphine (0 gr. 03) pour calmer les douleurs.

Laurier-cerise (eau de). — *Traitement* : Large administration de sulfate de fer (vitriol vert) et d'eau, à prendre par doses de 30 grammes.

Vomitifs, moutarde ou ipéca.

Stimulants : eau-de-vie, ammoniaque (2 grammes dans de l'eau). Si le patient ne peut pas avaler, donner ces médicaments en lavements ou injecter l'alcool sous la peau. Inhalations d'ammoniaque sur un mouchoir.

Douches alternativement chaudes et froides sur la poitrine.

Teinture de belladone à l'intérieur (XXX gouttes dans de l'eau). Respiration artificielle (20 inspirations à la minute) à continuer une heure ou plus.

Nitrate d'argent (azotate d'argent fondu, pierre infernale).

Traitement : Sel commun dissous dans du lait ou de l'eau, à volonté.

Vomitifs, moutarde ou ipéca.

Blancs d'œufs dans de l'eau, tisane émolliente.

Opium. — *Symptômes* : D'abord période d'excitation cérébrale de nature agréable bientôt remplacée par des maux de tête, de la lassitude, une sensation de poids dans les membres, de l'incapacité à se mouvoir, de la somnolence, de l'affaiblissement. Au début, on peut encore stimuler avec difficulté le malade, mais ensuite il est impossible de faire la plus légère impression sur lui ; les yeux restent demi-clos, les muscles se relâchent, la peau est froide au toucher, la face et les lèvres sont pâles ou livides. La respiration devient bientôt lente, irrégulière, le pouls est faible, la mort survient.

Traitement : Vomitifs, moutarde (1 cuillerée à bouche), ipéca (2 grammes).

Stimulation. Placer le malade debout, le frapper avec une serviette mouillée, le pincer, lui parler, le stimuler de toutes les façons possibles.

Faire prendre en lavement un demi-litre de café fort et chaud.

Verser une grande cruche d'eau froide sur la poitrine, répéter souvent, en essuyant bien dans l'intervalle.

S'il survient de l'arrêt de la respiration, administrer XXX gouttes de teinture de belladone par la bouche ou en injections sous la peau.

Respiration artificielle.

Pétrole. — *Traitement* : Vomitifs, stimulants à volonté ; chaleur aux extrémités.

Phénique (acide). — *Traitement* : Sulfate de soude et sulfate de magnésie, 30 grammes dans trois quarts de litre d'eau chaude.

Vomitifs, moutarde (1 cuillerée à bouche) ou ipéca (2 grammes).

Blancs d'œufs dans de l'eau en grande quantité.

Donner 30 grammes d'huile de ricin ou un demi-verre d'huile d'olive.

Stimulants à volonté, eau-de-vie chaude avec de l'eau.

Applications chaudes aux extrémités, frictions.

Plomb (empoisonnement aigu). — *Traitement* : Vomitifs, moutarde ou ipéca.

Sulfate de magnésie ou de soude 15 grammes, dans de l'eau.

Lait, blancs d'œufs et eau.

Cataplasmes sur le ventre.

Plomb (empoisonnement chronique). — *Symptômes* : Douleurs dans la région de l'ombilic, coliques. Bouche sèche, haleine désagréable, soif, saveur astringente dans la bouche. Liseré bleuâtre sur les gencives, dents noires et encrassées. Perte de l'appétit, constipation. Paralysie d'un ou de plusieurs groupes de muscles. Ordinairement la paralysie intéresse les muscles extenseurs de la main et des doigts. Ce sont les deux doigts du milieu (médius et annulaire) qui sont frappés tout d'abord. Ces doigts restent fléchis dans la main. Perte du sommeil, douleur cuisante dans les épaules et les bras. Anémie très marquée, troubles de la digestion. Douleurs articulaires simulant le rhumatisme, affaiblissement de la vue ; pertes des appétits sexuels.

Traitement : Boissons salines, le matin.

Bonne nourriture. Massage. Ne pas faire usage de couverts en plomb ni se servir pour la boisson, la cuisine ou la toilette, d'eau ayant coulé sur des toitures peintes au minium.

Ceux qui travaillent le plomb où se servent de produits qui en contiennent ne doivent jamais négliger, en débauchant, de se laver soigneusement les mains et de changer de vêtements de dessus. Les repas, autant que possible, ne seront pas pris dans l'atelier. Bains chauds fréquents. Limonade sulfurique (1 gramme d'acide dans un litre d'eau).

Calomel (précipité blanc, chlorure mercureux). — *Traitement* : Vomitifs, moutarde (une cuillerée à bouche ou ipéca (2 grammes).

Blancs d'œufs et eau en abondance. Farine et eau, tisane émolliente.

Strychnine. — La strychnine est le principe actif du Strychnos Icaja ou M'boundou, poison d'épreuve chez les Mpongoués.

Symptômes : Rigidité de tous les muscles, convulsions avec paroxysmes survenant après des intervalles qui varient dans différents cas de trois minutes à une demi-heure et ne durent que de une à cinq minutes, au plus. Pendant les paroxysmes, yeux proéminents, pupilles dilatées, respiration difficile, pouls faible et très rapide. Quelquefois cris convulsifs, souvent grande anxiété.

Traitement : Vomitifs, moutarde (une cuillerée à bouche ou ipéca (2 grammes).

Bromure de potassium, 15 grammes dans de l'eau avec 2 grammes d'hydrate de chloral, faire prendre de demi-heure en demi-heure.

Inhalations de chloroforme ou d'éther (verser sur un mouchoir que l'on place sur le nez du patient).

Respiration artificielle si possible.

Sublimé corrosif (bichlorure de mercure). — *Traitement* : Vomitifs, moutarde (une cuillerée à bouche) ou ipéca (2 grammes).

Blancs d'œufs avec de l'eau en quantité illimitée.

Farine et eau.

Sulfurique (acide). — *Traitement* : Eau de savon, eau de chaux à volonté. Large administration d'eau, si l'on n'a pas autre chose sous la main. Bicarbonate de soude dans de l'eau.

Lait, blancs d'œufs, huile, graine de lin,

Tabac, nicotine. — *Symptômes* : Nausées, vomissements, accompagnés de faiblesse et de défaillances. Confusion dans les idées. Diminution de la vue ; peau froide couverte d'une sueur visqueuse.

Traitement : Vomitifs, moutarde ou ipéca.

Infusion de thé très forte.

Stimulants : alcool, champagne.

Chaleur sur tout le corps, briques chaudes, bouteilles chaudes, frictions.

Position couchée à maintenir strictement.

Tartrique (acide). — *Traitement* : Chaux, craie, blanc d'Espagne.

Huile de ricin, 30 grammes ou huile d'olive, 60 grammes.

Térébenthine. — *Traitement* : Vomitifs, ipéca (2 grammes).

Sulfate de magnésie 30 grammes dans de l'eau.

Lait, blancs d'œufs et eau, tisanes émollientes.

S'il y a douleur, XX à XXX gouttes de laudanum par la bouche.

CHAPITRE IV

INSTRUCTIONS RELATIVES AUX SECOURS A DONNER AUX
NOYÉS ET ASPHYXIÉS ET, EN GÉNÉRAL,
AUX PERSONNES EN ÉTAT DE MORT APPARENTE.

Basées sur l'emploi du procédé de la langue. (Dr *Laborde.*)

D'après le docteur H. Mareschal

Médecin-major de 1re classe

« Aussitôt que le noyé sera retiré de l'eau :

« I. — Après avoir étendu le corps sur le dos en laissant la tête basse, dégagé le cou en enlevant ou coupant le col et la cravate, écarté les mâchoires et fait maintenir cet écartement par un aide (n° 2) ; enfin débarrassé rapidement la gorge des mucosités qui peuvent l'obstruer, *on pratiquera immédiatement le procédé de la langue,* de la façon suivante :

« L'opérateur (n° 1) saisissant solidement le corps de la langue entre le pouce et l'index, avec un mouchoir ou un linge quelconque et même, au besoin, avec les doigts nus, exerce sur elle de quinze à vingt fois par minute de fortes tractions rythmées, suivies de relâchement.

« Il est indispensable qu'il se rende bien compte que ces tractions agissent sur la racine même de la langue et non pas seulement sur la pointe.

« Tout à fait au début et seulement pendant les deux ou trois premières tractions, il sera utile d'introduire l'index de l'autre main dans l'arrière-gorge, de façon à provoquer le vomissement.

« En même temps deux aides(n°ˢ 3 et 4) pratiquent la
« *respiration artificielle* » en opérant simultanément des
pressions rythmées et énergiques, l'un (n° 3) sur les deux
côtés de la poitrine, concentriquement ; l'autre (n° 4) sur
le ventre, de bas en haut. Ces pressions sont faites quinze
fois par minute et suivies, chaque fois d'un relâchement
brusque et simultané.

« L'opérateur qui agit sur la langue prononce le commandement : *une*, au moment où il opère la traction, et
le commandement : *deux*, lorsqu'il fait rentrer la langue
dans la bouche. Les pressions sur la poitrine et le ventre
doivent coïncider avec le commandement : *deux*, et leur
cessation, avec le commandement : *une*[1].

« Ces soins immédiats doivent être appliqués durant au
moins *quinze minutes*[2] pendant lesquelles son fait, dans
la limite des moyens dont on dispose, frictionner et
réchauffer le patient.

« Il faut ensuite :

« II. — Transporter rapidement le noyé au poste de
secours ou dans un abri proche et bien aéré ; le déshabil-
ler, l'essuyer, l'envelopper avec un peignoir de flanelle
et le coucher sur un lit en laissant la tête basse. Si le

---

1. Si l'opérateur est seul ou ne dispose d'aucun aide convenable, il se bornera exclusivement et avant tout au « procédé de la
langue » pendant au moins quinze minutes. D'une main, il main-
tiendra l'écartement des mâchoires, de l'autre, il opérera les
tractions.

2. L'aide n° 2 se fatigue rapidement ; il devra donc, si cela est
possible, être remplacé au bout de cinq minutes. Toutefois, il se
fatiguera moins vite et son action sera plus efficace, s'il remplace
ses pressions manuelles par l'emploi de la « sangle à trois chefs »
et, à défaut de sangle, par un lien quelconque, formant boucle
autour de la poitrine, et sur les extrémités duquel il opère des
tractions rythmées en sens inverse (par exemple : une corde
longue de 1 m. 20, une blouse ou une veste roulée par le milieu,
les manches étant étendues, etc.).

retour de la respiration ne s'est pas produit, on emploie alors le procédé suivant dit : « Procédé de Sylvester » pour la respiration artificielle.

« Après avoir fait saillir la poitrine en passant sous les reins des vêtements roulés ou un coussin, les mâchoires étant écartées et la langue maintenue, autant que possible, hors de la bouche par un aide, placé à califourchon au niveau du ventre du patient, l'opérateur, agenouillé à la tête du noyé, fait ployer les avant-bras sur les bras, saisit les coudes et les appuie fortement sur les parois de la poitrine (1er temps), les en écarte horizontalement, de façon que chacun d'eux forme un angle droit avec le corps (2e temps) ; les enlève verticalement en avant de la tête (3e temps) ; puis les rabat directement sur les parois de la poitrine (1er temps). La même manœuvre est répétée quinze fois par minute, pendant dix minutes.

« III. — Ensuite, on emploiera, de nouveau, pendant quinze minutes le « procédé de la langue » combiné avec celui de la « respiration artificielle » ainsi qu'il est dit au § I. On alternera ainsi les deux méthodes pendant une heure, au moins.

« IV. — Simultanément, il est utile que d'autres aides soient occupés à rappeler la circulation et la chaleur, par les moyens suivants :

« Frictions sur tout le corps, la plante des pieds, la paume des mains avec des gants de crin, des frottoirs de laine, des linges chauds, etc. ; massage et pétrissage des membres ; flagellation avec des paquets d'ortie, bassinoire ou cruchons remplis d'eau chaude promenés sur tout le corps, fers à repasser, briques ou cailloux chauffés en prenant la précaution de ne pas produire de brûlures. Si le noyé fait des efforts pour respirer, passer rapidement sous le nez ou devant la bouche une petite éponge ou un petit linge imbibé d'ammoniaque ; s'il a des envies de vomir, introduire le doigt au fond de la gorge. Il ne faut pas lui donner à boire avant qu'il ait repris ses sens, mais on peut, en vue de le ranimer, introduire dans la bouche quelques gouttes d'eau-de-vie, de vinaigre, d'alcool camphré, etc.

« On se rappellera qu'il faut toujours secourir un noyé et insister longtemps. Si la submersion a duré cinq minutes, on réussit presque toujours ; on a sauvé des noyés après plus d'une demi-heure de submersion. »

. . . .

A l'aide de la pince à langue que nous avons prévue dans la trousse de l'immigrant, il sera facile de saisir solidement la langue et d'opérer des tractions suffisamment fortes.

Le procédé des tractions rythmées de la langue pourra également être employé dans les cas suivants :

1° *Accidents syncopaux déterminés par la fatigue, l'insolation, le coup de chaleur.* — Essayer d'abord, par la titillation de la luette, de débarrasser les voies respiratoires des mucosités qu'elles peuvent contenir (*coup de chaleur*).

Pendant que les tractions rythmées de la langue sont exécutées, un aide fera des aspersions, également rythmées, d'eau fraîche ou glacée sur le visage et sur le thorax.

2° *Accidents dus à l'électricité — Foudroiement.* — Transporter la victime dans un endroit aéré et ne laisser autour d'elle que le nombre de personnes suffisant pour donner les soins exigés.

Desserrer les vêtements.

Pratiquer la traction rythmée de la langue après avoir écarté les mâchoires à l'aide d'une cuiller, d'une spatule ou d'un morceau de bois entouré d'un linge.

Les tractions linguales seront, évidemment, exercées le plus tôt possible et pendant une demi-heure, une heure et plus.

Appliquer, en même temps, la méthode de la respiration artificielle (Voir asphyxie par submersion).

Enfin, chercher à ramener la circulation par des frictions générales, en flagellant aussi le tronc avec des serviettes mouillées, en jetant de temps en temps de l'eau froide sur la figure et en faisant respirer de l'ammoniaque ou du vinaigre (Instructions de l'Académie de médecine).

3°. *Asphyxie par pendaison ou strangulation.* — Etendre horizontalement la victime.

Exercer les tractions linguales pendant une heure et plus et ne cesser que lorsque le pouls et la respiration seront suffisamment revenus.

S'il est possible, faire pratiquer, simultanément, la respiration artificielle.

Frictions sèches sur toute la surface du corps, inhalations d'ammoniaque.

4° *Asphyxie à la suite de l'introduction d'un corps étranger dans les voies respiratoires.*

5° *Asphyxie par l'oxyde de carbone (charbon allumé dans un local clos).* — En même temps que les tractions linguales, employer la respiration artificielle, les frictions, les aspersions d'eau froide.

6° *Phénomènes asphyxiques extrêmes dans certains cas d'empoisonnement* (chloroforme, éther, laudanum, calomel, etc.).

7° *Hoquet persistant.*

Dans ce dernier cas, les tractions ne doivent plus être rythmées, mais continues.

Une traction continue pendant une minute suffit, généralement, pour faire disparaître le hoquet rebelle au traitement ordinaire.

Les tractions continues pourront aussi être employées pour faire avorter les quintes de toux de la coqueluche.

CHAPITRE V

NOTIONS SUCCINCTES DE PETITE CHIRURGIE ET DE PETITE
PHARMACIE.

Pansements. — On appelle pansement l'application méthodique de médicaments (topiques), sur une partie malade, ayant pour but d'en assurer la guérison.

Grâce aux pansements, les plaies sont mises à l'abri du contact de l'air et protégées contre les violences extérieures.

Trousse. — Voici quels sont les instruments qui devront composer la trousse de l'immigrant.

> Une paire de ciseaux droits à pointes mousses.
> Une pince à disséquer.
> Une pince à échardes.
> Une pince à langue.
> Une lancette à grain d'orge.
> Une lancette à grain d'avoine.
> Une forte aiguille.
> Une spatule.
> Un rasoir.
> Une seringue de Pravaz.
> Quatre aiguilles, en platine iridié, pour seringue de Pravaz.

Les ciseaux seront employés dans les pansements pour couper les linges.

Les pinces serviront à extraire des plaies les éclats de bois ou de verre, les épines, etc., qu'elles pourront contenir.

La pince à langue est indispensable dans les cas d'asphyxie par submersion.

Les lancettes seront utiles pour ouvrir de petits abcès, les furoncles, les phlyctènes produites par des brûlures ou par un vésicatoire.

Une forte aiguille est nécessaire pour l'extraction des chiques. Cette aiguille doit avoir deux millimètres de diamètre et douze centimètres de longueur.

La spatule servira à étendre les médicaments sur les linges ou à les déposer sur les plaies.

Avec le rasoir on enlèvera les poils autour des plaies.

Enfin, la seringue de Pravaz servira, dans les cas de maladies graves, à faire des injections hypodermiques de quinine ou de morphine.

Linges à pansements. — Les linges sont employés à l'état de charpie, de compresses, de bandes ou de pièces de dimensions plus grandes.

La charpie n'est plus guère employée, c'est le coton qui la remplace (coton hydrophile ou absorbant, coton phéniqué, coton bichloruré).

Le bourdonnet est une petite boulette de coton que l'on imbibe d'un médicament liquide (laudanum, glycérine, huile camphrée, acide phénique, créosote, etc.), et que l'on introduit dans une cavité naturelle, l'oreille, par exemple, ou dans une dent cariée.

Compresses. — Les compresses sont de petites pièces de linge carrées ou rectangulaires, en toile, en coton ou en gaze qui servent à maintenir le coton ou les médicaments sur les plaies.

Les compresses en gaze iodoformée ou phéniquée sont très pratiques, mais il faut éviter de choisir celles qui sont contenues dans des boîtes en fer blanc. Ces boîtes s'oxydent, en effet, au bout de peu de temps et altèrent les compresses.

La *Croix de Malte* est une petite compresse carrée que l'on coupe à ses quatre angles suivant la diagonale, de façon à laisser au centre un espace de quelques centimètres. Cette compresse sert à coiffer les pansements appliqués sur les doigts.

Les bandages de corps sont des pièces de linge de dimensions suffisantes pour entourer le tronc. On les attache avec des épingles. Les serviettes, les ceintures de flanelle peuvent être utilisées comme bandages de corps.

Bandes. — On appelle *bandes* des pièces de linge beaucoup plus longues que larges. Elles sont faites avec de la toile, du coton, de la gaze, de la tarlatane ou de la flanelle.

Les bandes servent à maintenir sur les plaies les premières pièces d'un pansement.

Cataplasmes. — Les cataplasmes sont des topiques ayant la consistance d'une bouillie épaisse que l'on étend sur un linge afin de pouvoir en recouvrir les parties malades.

Les cataplasmes peuvent être faits avec de la farine de graines de lin, de la fécule de pommes de terre, du riz, de la mie de pain, des oignons cuits, de la pulpe de papaye.

On peut, également, faire des cataplasmes avec du coton hydrophile trempé dans une décoction mucilagineuse (gombeau, hibiscus, fromager).

Il existe des cataplasmes en feuilles (Lelièvre) préparés avec la substance extraite d'une algue (*Fucus crispus*). Il suffit de plonger une de ces feuilles dans l'eau bouillante pour avoir en quelques minutes un cataplasme qui présente l'avantage de pouvoir rester longtemps en place sans subir d'altération.

Il en est de même de l'ouataplasme Langlebert.

Manière de préparer un cataplasme de farine de lin.

Verser de l'eau bouillante sur de la farine de lin et pétrir avec une fourchette jusqu'à ce que la pâte soit de consistance convenable. Étaler sur une table ou sur une planche un linge un peu plus grand que le cataplasme que l'on veut faire, verser au milieu du linge la pâte à cataplasme, puis, en repliant le linge sur lui-même et sur la pâte, faire glisser cette pâte entre les deux lames de linge et, à l'aide de la lame supérieure, entraîner la pâte, jusqu'à 2 ou 3 centimètres du bord. Cette opération, répétée sur chacun des côtés du cataplasme, permet d'étaler régulièrement la pâte qui doit former une couche de 2 centimètres d'épaisseur. On recouvre alors la pâte d'un morceau de mousseline, de gaze ou d'un linge fin et on replie les quatre bords du cataplasme sur une étendue de 5 centimètres, environ.

Lorsque le cataplasme est mis en place, on le recouvre, pour en retarder la dessication, d'un morceau de gutta-percha laminée ou de toile de caoutchouc.

Le cataplasme de mie de pain se prépare en faisant bouillir de la mie de pain dans de l'eau .jusqu'à consistance de panade et en opérant comme précédemment.

Le cataplasme de papaye se prépare à froid. On étale sur un linge de la pulpe de papaye arrivée à maturité complète que l'on écrase à l'aide d'une fourchette.

Chaque fois que l'on retire un cataplasme, il faut avoir le soin d'essuyer avec un linge sec la partie sur laquelle il était appliqué.

Vésicatoire. — Le vésicatoire (*mouche de Milan*) est un topique que l'on applique sur la peau pour provoquer l'évacuation d'une certaine quantité de sérosité. Cette sérosité s'accumule sous l'épiderme qui forme au dessous du vésicatoire une ou plusieurs ampoules de dimensions variables.

Manière d'appliquer, d'enlever et de panser un vésicatoire :

Raser et nettoyer convenablement la partie du corps sur laquelle le vésicatoire doit être posé.

Le vésicatoire sera saupoudré de camphre et maintenu en place par trois ou quatre bandelettes de diachylon, dont la longueur doit être le double de celle de l'emplâtre que l'on recouvre d'une couche de coton de l'épaisseur de la main et d'une compresse ou d'un mouchoir plié en quatre. Le tout est maintenu par une bande ou un bandage de corps.

Le vésicatoire doit être laissé en place pendant un temps qui varie de six à douze heures.

Avant de le retirer il convient de préparer les objets nécessaires au pansement, c'est-à-dire :

1° Une paire de ciseaux ;

2° Une lancette ;

3° Un linge fin enduit de vaseline ;

4° Une couche de coton et une bande ou un bandage de corps.

En enlevant le vésicatoire on prendra suffisamment de précautions pour ne pas déchirer l'ampoule ou les ampoules qui contiennent la sérosité. Ces ampoules seront ouvertes à la partie la plus déclive à l'aide d'une lancette.

Quand l'écoulement de la sérosité sera terminé, on appliquera le linge vaseliné, puis le coton et le bandage.

Le pansement sera renouvelé chaque jour et si, au bout de trois ou quatre jours, la cicatrisation de la plaie formée par le vésicatoire n'est pas complète on pourra, dans le pansement, remplacer la vaseline par une pommade composée de 15 grammes de vaseline et de 2 grammes de sous-nitrate de bismuth.

Lorsque l'ampoule est volumineuse, il peut arriver qu'elle soit déchirée à l'occasion de mouvements faits par le malade dans son lit. Dans ce cas, que l'on doit prévoir, il faut bien prendre garde à ne pas enlever en même temps que le vésicatoire la couche d'épiderme qui recouvre la plaie.

Bains. — On donne le nom de bain à l'immersion plus ou moins prolongée du corps tout entier ou d'une de ses parties dans un milieu liquide, solide ou gazeux (Jamain et Terrier).

Les bains se divisent en bains généraux et en bains locaux.

Les bains généraux sont simples ou médicamenteux.

Les bains simples frais conviennent surtout au point de vue hygiénique. Ils sont fortifiants.

Les bains simples chauds favorisent la sécrétion de la sueur et agissent comme calmants.

Les bains médicamenteux sont, en général, préparés artificiellement. (Voir plus loin quelques formules de bains médicamenteux.)

Les bains locaux comprennent les bains de pieds ou *pédiluves*, les bains de mains ou *manuluves* et les bains de siège.

Les pédiluves sont employés comme dérivatifs. Ils doivent être aussi chauds que le pied peut les supporter. Dans le bain de pieds l'eau doit être en quantité suffisante pour couvrir complètement les pieds. La durée du bain est de dix à vingt minutes. Pour augmenter l'activité du pédiluve on y ajoute du sel marin, du vinaigre, de la farine de moutarde.

Les manuluves sont fréquemment employés dans les maladies chirurgicales des doigts et de la main (panaris, phlegmons, abcès). Ils sont simples ou préparés avec des substances émollientes ou antiseptiques.

Les bains de siège sont employés dans les inflammations des organes contenus dans le bassin, dans les maladies chirurgicales des fesses, des bourses ou des aines, dans les cas d'hémorrhoïdes.

Ces bains sont, généralement, simples, chauds ou froids. Quelquefois on fait entrer dans leur composition des liquides antiseptiques ou émollients.

Sinapisme. — Le sinapisme est un topique à base de farine de moutarde qui appliqué sur une partie du corps y produit une rubéfaction plus ou moins vive.

On l'emploie dans les cas de congestion du cerveau et pour calmer les douleurs du côté du foie, de la rate ou de l'estomac.

Les sinapismes en feuilles s'altèrent rapidement, surtout quand la boîte qui les contient a été ouverte.

Il est préférable de faire soi-même, au moment où leur emploi est indiqué, les sinapismes avec la farine de moutarde (moutarde Colman).

Cette farine est pétrie dans de l'eau froide jusqu'à consistance de pâte assez molle que l'on étend sur un linge, comme la pâte à cataplasme, et que l'on applique sur la peau.

On peut augmenter l'action rubéfiante du sinapisme en mélangeant à la pâte du poivre en poudre ou de l'ail râpé.

C'est aux jambes et aux cuisses qu'on applique le plus souvent les sinapismes. Il faut alors les maintenir en place à l'aide d'un mouchoir plié en triangle ou d'une bande.

Un sinapisme doit rester appliqué quinze ou vingt minutes, une demi-heure au plus. Après l'avoir retiré on lave à l'eau tiède et on essuie avec un linge la place qu'il occupait.

Si la peau est très rouge il faut la recouvrir d'un linge vaseliné.

Ventouses sèches. — Les ventouses sont de petits récipients, ordinairement en forme de cloche, que l'on applique à la surface du corps et dans lesquels on raréfie l'air afin de faire affluer le sang dans les parties qu'ils recouvrent.

Les verres à bordeaux, les verres à boire, s'ils ne sont pas trop grands, peuvent servir de ventouses.

Pour faire le vide dans une ventouse on dépose un petit morceau d'ouate sur la paroi, près du bord, et on y met le feu à l'aide d'une bougie ou d'une allumette. Un peu avant que la combustion de l'ouate soit complète, on applique exactement sur la peau les bords de la ventouse, qui est laissée quelques minutes en place. Pour la retirer on presse avec l'extrémité des doigts de la main gauche sur la peau, près du bord du verre, pendant que la main droite fait basculer la ventouse.

MANIÈRE DE FAIRE UNE INJECTION HYPODERMIQUE

Dans les cas d'accès pernicieux ou de fièvre bilieuse hématurique grave, les malades sont incapables de prendre par la bouche la quinine qu'il importe de leur administrer le plus rapidement possible, soit parce qu'ils ont perdu connaissance et que les mouvements de déglutition s'exécutent péniblement, soit parce que les vomissements répétés ne permettent à aucun médicament de séjourner dans l'estomac.

L'administration de la quinine en lavement est, dans ces cas, souvent peu avantageuse ou impossible.

Il ne reste qu'une façon de procéder, qui, d'ailleurs, est la meilleure de toutes, c'est d'introduire le médicament en solution sous la peau.

On se sert, à cet effet, d'une petite seringue appelée ordinairement seringue de Pravaz. Cet instrument se compose d'un corps de pompe en cristal protégé par deux ajutages en métal ou en caoutchouc durci. L'ajutage inférieur offre un prolongement cylindrique sur lequel s'ajuste à frottement l'aiguille de la seringue; l'ajutage supérieur laisse passer la tige du piston creusée en pas de vis et sur laquelle peut se mouvoir un curseur destiné à arrêter le piston à la moitié, au tiers ou quart de sa course, dans le corps de pompe.

La capacité de la seringue est d'un centimètre cube.

Avant de faire une injection, il faut s'assurer que la seringue fonctionne bien et qu'elle est dans un état de propreté parfaite.

Si le piston, par suite de la dessiccation du cuir, joue trop librement dans le corps de pompe, on le plongera, pendant quelques minutes, dans de l'eau tiède.

Laver l'aiguille avec de l'alcool et l'enduire légèrement de vaseline boriquée.

Lorsque la seringue est chargée et armée de l'aiguille, tenir l'instrument verticalement, l'aiguille en haut et pousser doucement la tige du piston jusqu'à ce que l'air qui aurait pu s'introduire dans le corps de pompe soit chassé et qu'une goutte de liquide apparaisse à l'extrémité de l'aiguille.

Choisir pour pratiquer l'injection des régions telles que le dos (au-dessous des épaules) ou les fesses (partie externe).

Éviter de faire l'injection sur le trajet d'une veine; les vaisseaux veineux sous-cutanés trahissent leur présence par des sillons bleuâtres.

Lorsque l'endroit a été choisi, former un pli assez épais avec la peau prise entre le pouce et l'index gauches. Tenir la seringue inclinée à 45 degrés puis, dans la direction et au milieu du pli, enfoncer l'aiguille à un centimètre ou un centimètre et demi de profondeur, en donnant toujours la même inclinaison à la seringue. Retirer ensuite l'aiguille en même temps que les doigts qui retiennent la peau et frictionner le lieu de la piqûre avec un linge ou un morceau de coton portant un peu de vaseline boriquée.

Ne pas pousser l'injection trop vite.

Si l'injection est mal faite, ce qui arrive fréquemment quand on tient la seringue presque horizontalement et que l'aiguille n'est pas enfoncée dans la direction du pli formé par la peau, on éprouve quelque difficulté à faire pénétrer le liquide, ou bien ce liquide forme une petite tumeur que les frictions ne font point disparaître. Un abcès peut en être la conséquence.

Le lendemain, appliquer un peu de teinture d'iode sur la piqûre si elle est encore douloureuse.

Après chaque injection, essuyer et nettoyer la seringue, laver l'aiguille à l'alcool, la recouvrir de vaseline et passer un fil d'argent dans le canal qu'elle présente.

Solution pour injections hypodermiques :

Bromhydrate neutre de quinine... 1 gramme.
Eau distillée..................... 9 grammes.

Autre :

Quinine (chlorhydrate)........... 1 gramme.
Eau distillée de laurier-cerise..... 4 grammes.
Eau distillée..................... 14 grammes.

Une seule injection peut suffire. Ne pas faire plus de deux injections dans les vingt-quatre heures.

Cesser les injections quand le malade peut prendre la quinine par la bouche.

Les injections hypodermiques de morphine peuvent rendre de grands services dans les cas de fièvre bilieuse hématurique ou de névralgies très douloureuses. Faites le soir, elles permettent au malade de rester calme et de reposer pendant la nuit, mais il ne faut en user qu'avec prudence et surtout ne pas en abuser.

Solution pour injections hypodermiques :

Chlorhydrate de morphine......... 0 gr. 50.
Eau distillée.................... 50 grammes.

Se rendre compte de la susceptibilité du malade à l'égard de la morphine et ne pratiquer, d'abord, qu'une demi-injection.

Le nombre des injections ne doit pas dépasser deux par vingt-quatre heures.

Les solutions pour injections hypodermiques seront contenues dans de petits flacons pourvus d'une ouverture assez large pour permettre de charger la seringue dans le flacon même.

Tenir toujours les flacons bien bouchés et à l'abri de la lumière. Filtrer les solutions qui se couvrent de moisissures ou qui deviennent troubles.

Les solutions de morphine ne se conservent pas très longtemps. Il est bon de les renouveler dès qu'elles présentent une teinte jaunâtre.

Préparations pharmaceutiques.

MÉDICAMENTS POUR L'USAGE INTERNE.

Tisanes. — Les tisanes sont des boissons aqueuses, peu chargées de substances médicamenteuses, qui servent à seconder l'action de médicaments plus actifs et à désaltérer le malade.

Les tisanes sont obtenues par infusion, décoction, macération, ou par simple solution.

Infusion. — L'infusion se fait en jetant de l'eau

bouillante sur la substance médicamenteuse. On laisse en contact pendant dix ou quinze minutes.

La dose ordinaire de la substance médicamenteuse est de 10 grammes par litre d'eau.

On prépare par infusion les tisanes suivantes :

Feuilles de thé (excitant, stomachique).
— d'aya-pana (sudorifique, stimulant).
— d'oranger (calmant, sudorifique léger).
— de corossolier (digestif, soporifique).
— de citronnelle (stimulant, sudorifique léger).
— de goyavier (astringent).
Fleurs de tilleul (calmant, sudorifique léger).
Semences de lin (adoucissant, contre la constipation habituelle).
Pulpe de tamarin (20 gr. pour 1000) (rafraîchissant, laxatif).

Décoction. — La décoction se prépare en faisant bouillir dans l'eau la substance médicamenteuse pendant une demi-heure.

La dose ordinaire de la substance médicamenteuse est de 20 à 30 grammes par litre d'eau.

On prépare par décoction les tisanes suivantes :

Écorce de quinquina (fébrifuge, tonique).
Rhizome (tige souterraine) de chiendent (diurétique).
Racine de guimauve ou de gombo (émollient).
Orge { mondé (dépouillé de ses glumes) } rafraîchissant.
{ perlé (décortiqué) }
Riz (antidiarrhéique). Laver le riz, faire bouillir jusqu'à ce qu'il soit crevé, y faire ensuite infuser un petit morceau d'écorce d'orange amère, passer à travers un linge et ajouter la quantité de sucre suffisante.
Racine de salseparcille (dépuratif).

Macération. — La macération consiste à laisser la substance médicamenteuse en contact avec l'eau, à la température ordinaire, pendant un temps plus ou moins long.

On prépare par macération les tisanes suivantes :

Écorce de quinquina (10 gr. pour 1000) (tonique, amer).
Bois de quassia amara.. } 5 gr. pour 1000 (tonique, fébrifuge).
— de quassia africana. }

Le quassia africana est commun dans les forêts du Gabon, il remplace avantageusement le quassia amara.

Racine d'ipécacuanha concassée, 3 gr. pour 300 (anti-dysentérique).

Solution. — La solution se prépare en faisant dissoudre la substance médicamenteuse dans l'eau.

Exemples de solutions :

Gomme arabique (20 gr. pour 1000).
Acide tartrique (1 à 2 gr. pour 1000).
Acide citrique (1 à 2 gr. pour 1000).
Suc de citron (50 à 80 gr. pour 1000).
Suc d'orange (60 à 100 gr. pour 1000).

Émulsions. — Les émulsions sont des médicaments liquides, d'apparence laiteuse. On les prépare en versant de l'eau sur des semences huileuses ou bien sur une résine ou sur une huile pendant qu'on la triture avec un jaune d'œuf ou une solution concentrée de gomme.

Exemples d'émulsions :

Looch blanc.

Amandes douces................ 30 grammes.
— amères................ 3 grammes.
Sucre blanc.................... 30 grammes.
Eau de fleurs d'oranger......... 10 grammes.
Eau simple (ou mélangée de lait). 120 grammes.

Piler les amandes avec le sucre, puis délayer la pâte dans l'eau ajoutée peu à peu.

Préparation agréable employée contre la bronchite et la laryngite.

OEufs à l'eau-de-vie ou au rhum.

Eau-de-vie ou rhum........ un verre à liqueur.
Jaune d'œuf.............. un.
Eau de cannelle........... un verre à liqueur.
(ou eau de fleurs d'oranger).
Sucre..................... 10 grammes.

Battre le jaune d'œuf avec le sucre réduit en poudre, ajouter le cognac et l'eau et battre encore pendant quelques minutes.

Préparation réconfortante ordinairement bien supportée par les convalescents.

Émulsion purgative.

Huile de ricin............. 30 grammes.
Gomme arabique........... 8 grammes.
Eau de menthe.. .... 15 grammes.
Eau commune............. 60 grammes.
Sirop simple.............. 30 grammes.

Faire dissoudre la gomme dans un peu d'eau, ajouter l'huile par portions en triturant et délayer en ajoutant peu à peu le reste de l'eau mélangée au sirop.

Lavement purgatif.

Huile de ricin............. 30 grammes.
Jaune d'œuf.............. 1

Battre et ajouter peu à peu 500 grammes de décoction émolliente (guimauve, graine de lin, feuilles d'hibiscus, de gombo, de fromager).

Potions. — Les potions sont des médicaments liquides dont la composition est indiquée par le médecin et appropriée à un cas de maladie déterminé.

Les quelques notions que nous allons donner ont seulement pour but de faciliter l'emploi des médicaments recommandés pour le traitement des affections dont nous avons parlé dans les chapitres précédents.

Une potion se compose :

1° d'un ou de plusieurs médicaments.
2° d'un liquide (eau, infusé ou décocté).
3° de sucre en quantité suffisante.

L'odeur et le goût de certains médicaments peuvent être masqués par l'eau de fleurs d'oranger, l'eau de menthe, le suc de citron, la bière, etc.

Il faut toujours apporter le plus grand soin et la plus grande attention à la préparation d'une potion.

N'employer que des fioles ou des bouteilles parfaitement nettoyées.

Bien s'assurer que l'étiquette du récipient où se trouve le médicament dont on a besoin porte le nom du médicament prescrit.

Prendre exactement la quantité indiquée ; nous croyons devoir donner ce conseil à ceux qui sont portés à forcer les doses ordinaires de médicaments qu'ils emploient fréquemment, tels que le sulfate de quinine, l'antipyrine, le bicarbonate de soude, l'iodure de potassium, et surtout les purgatifs salins.

Lorsqu'une potion doit contenir un médicament volatil (éther, ammoniaque), il faut mettre ce médicament dans un liquide froid et ne l'ajouter qu'en dernier lieu au moment de boucher la bouteille qui contient la potion.

S'assurer que les médicaments, tels que le bromure ou l'iodure de potassium, le chloral, sont entièrement dissous avant de prendre la potion.

Agiter au moment de s'en servir la potion contenant des médicaments insolubles dans le liquide qui sert d'excipient (sous-nitrate de bismuth, extrait de quinquina, sulfate de quinine).

Après chaque cuillerée ou chaque gorgée de potion,

prendre, si l'on craint l'intolérance de l'estomac, une petite quantité de tisane, de lait, de sirop, de jus d'orange.

Exemples de quelques potions :

Potion calmante.

Laudanum....................	XV gouttes.
Eau de fleurs d'oranger........	8 grammes.
Eau simple...................	120 grammes.
Sirop........................	30 grammes.

Verser dans une tasse le sirop, ajouter le laudanum, remuer, puis verser l'eau de fleurs d'oranger et l'eau simple en remuant avec une cuiller à café.

Potion pour provoquer le sommeil.

Hydrate de chloral............	1 gramme.
Bromure de potassium.........	1 gramme.
Eau de laurier-cerise..........	4 grammes.
Eau simple...................	120 grammes.
Sirop simple.................	40 grammes.

Faire dissoudre le chloral et le bromure de potassium dans l'eau, ajouter l'eau de laurier-cerise et le sirop. Remuer.

Potion antispasmodique.

Éther sulfurique.........	XX gouttes.
Laudanum	XII gouttes.
Anisette................	un verre à liqueur.
Eau....................	150 grammes.

Verser dans une petite bouteille le laudanum, l'anisette et l'eau, agiter, puis faire tomber dans le récipient vingt gouttes d'éther, boucher aussitôt et agiter pendant quelques instants.

Autre potion antispasmodique.

Chloroforme............ XXV gouttes.
Eau-de-vie ou rhum..... une cuillerée à soupe.
Eau................. 120 grammes.
Sirop de gomme........ 30 grammes.

Verser l'eau-de-vie dans une bouteille, y faire dissoudre le chloroforme, agiter le sirop de gomme et l'eau. Boucher et agiter.

Potion contre la diarrhée.

Sous-nitrate de bismuth....... 6 grammes.
Laudanum................... X gouttes.
Infusé de feuilles de goyavier... 120 grammes.
Sirop de gomme.............. 30 grammes.

Mélanger convenablement la poudre de bismuth avec le sirop de gomme, ajouter, en remuant, l'infusé de feuilles de goyavier laudanisé.

Agiter la potion avant de s'en servir.

Potion cordiale.

Vin de Banyuls.................. 120 grammes.
Teinture de cannelle.............. 6 grammes.
Sirop d'écorces d'oranges amères... 30 grammes.

Mélanger le sirop d'écorces d'oranges et la teinture de cannelle, ajouter le vin de Banyuls.

Autre potion cordiale.

Teinture de cannelle........... 8 grammes.
Eau de menthe................ 30 grammes.
Eau de mélisse............... 30 grammes.
Rhum ou cognac vieux......... 40 grammes.
Eau simple................... 60 grammes.
Sirop d'écorces d'oranges...... 40 grammes.

Mélanger, en remuant, les trois premiers médicaments au sirop d'écorces, ajouter le rhum, puis l'eau et agiter.

Cette potion sera prise par cuillerées à bouche d'heure
en heure.

Potion tonique.

Teinture de quinquina............	2 grammes.
Teinture de cannelle.............	2 grammes.
Rhum ou cognac.................	30 grammes.
Vin (Banyuls, Frontignan-Ténériffe).	120 grammes.
Sirop d'écorces d'oranges amères...	30 grammes.

A prendre par cuillerées à bouche dans la journée.

Vin tonique.

Poudre de quinquina.............	40 grammes.
— de cannelle...............	10 grammes.
— de café torréfié...........	10 grammes.
Rhum ou cognac.................	120 grammes.
Vin	1 litre.

Laisser macérer pendant six jours.

Ajouter :

Teinture de colombo..............	10 grammes.
— de rhubarbe	10 grammes.

Filtrer.
A prendre un verre à Bordeaux chaque jour, au moment
de l'un des principaux repas.

Gouttes toniques.

Teinture de quinquina.	
— de gentiane ..	
— de colombo..	āā 5 grammes.
— de kola......	
— de cannelle...	
— de rhubarbe..	

A prendre XXX gouttes par jour, XV gouttes à chaque
repas dans un verre à Bordeaux de vin ou dans une
cuillerée à bouche de sirop d'écorces d'oranges amères.

Pilules. — Ce sont des préparations de consistance
demi-dure ayant la forme de petites boules.

Ces préparations se conservent difficilement, dans les pays chauds, elles moisissent ou acquièrent une dureté telle qu'elles traversent le tube digestif sans subir de modifications.

Les pilules de quinine sont le plus souvent usitées.

On peut, facilement, mettre soi-même en pilules la dose de quinine que l'on doit prendre.

Versez sur le fond d'une assiette ou d'une soucoupe quelques gouttes d'huile et placez, à petite distance, sur l'assiette, la quantité de quinine à prendre, cinquante centigrammes par exemple ; à l'aide de la pointe d'un couteau de table humectée à diverses reprises avec une partie de l'huile, pétrissez assez fortement le médicament, de façon à le réduire en une pâte molle qui servira à faire deux pilules que vous roulerez dans de la poudre de café fine ou dans de la poudre de réglisse.

On donnera, avec les doigts, la forme sphérique aux pilules.

Il faut éviter de prendre, dans le but de terminer plus vite, une trop grande quantité d'huile avec la pointe du couteau. Trois ou quatre gouttes du liquide suffisent, en général, pour transformer cinquante centigrammes de quinine en deux pilules.

On peut remplacer l'huile par les sirops de gomme, de grenadine, d'écorces d'oranges amères.

A propos de l'administration de la quinine, disons que l'on s'habitue aisément à prendre ce médicament dans une petite quantité d'infusion de café non sucrée.

La poudre de rhubarbe peut être mélangée, pour être prise avec plus de facilité, avec de la pulpe d'avocat, de papaye ou de banane. On prépare ainsi des bols de la grosseur d'une noisette.

MÉDICAMENTS POUR L'USAGE EXTERNE

Solutions. — Préparations dans lesquelles les substances médicamenteuses sont unies à l'alcool ou à l'eau par simple mélange ou par solution.

Eau-de-vie camphrée.

Camphre............. 30 grammes.
Alcool à 56°.......... 1000 grammes.

Alcool camphré.

Camphre............. 100 grammes.
Alcool à 90........... 800 grammes.

Réduire le camphre en petits morceaux et le faire dissoudre dans l'alcool.

Eau blanche.

L'eau blanche est composée d'extrait de Saturne (sousacétate de plomb liquide) et d'eau.

Sous-acétate de plomb liquide..... 20 grammes.
Eau............................. 980 grammes.

L'eau de Goulard est de l'eau blanche renfermant 8 % d'alcool vulnéraire.

Eau sédative.

Ammoniaque liquide.............. 60 grammes.
Alcool camphré.................. 10 grammes.
Sel marin....................... 60 grammes.
Eau de pluie .... 1 litre.

Faire dissoudre le sel dans l'eau et mêler le tout, à froid. Tenir la bouteille bouchée.

Eau de chaux.

Mettre dans une bouteille ou un flacon une partie de chaux hydratée (chaux éteinte) et l'agiter avec quarante fois son poids d'eau. Laisser déposer, décanter et rejeter le liquide. Verser sur la poudre qui reste cent fois son poids d'eau distillée, ou, à défaut, d'eau de pluie ; agiter de temps en temps, laisser reposer et, quelques heures après, recueillir le liquide qui surnage dans une bouteille ; ce liquide constitue l'eau de chaux médicinale.

Eau boriquée.

Acide borique................ 40 grammes.
Eau bouillante................ 1 litre.

Remuer pour faciliter la dissolution de l'acide borique et passer à travers un linge.

Eau phéniquée.

Solution faible :

Acide phénique.............. 25 grammes.
Alcool .... 25 grammes.
Eau......................... 950 grammes.

Solution forte :

Acide phénique.............. 50 grammes.
Alcool.................... 50 grammes.
Eau......................... 900 grammes.

Verser dans une bouteille l'acide phénique et l'alcool, agiter puis ajouter l'eau.

Eau bichlorurée.

Se prépare avec le bichlorure de mercure appelé aussi chlorure mercurique, sublimé corrosif.

Bichlorure de mercure......... 1 gramme.
Eau de Cologne ou alcool...... 1 verre à liqueur.
Eau...................... 1 litre.

Faire dissoudre le bichlorure dans l'eau de Cologne ou l'alcool, et ajouter l'eau.

Eau chloroformée.

Chloroforme...................	10 grammes.
Eau distillée ou eau de pluie.......	1 litre.

Agiter.

Eau chloralée.

Hydrate de chloral...............	10 grammes.
Eau...........................	1 litre.

Le chloral se dissout facilement dans l'eau.

Eau vinaigrée.

Vinaigre de vin....................	1 partie.
Eau.............................	2 parties.

Huiles médicinales et liniments.

Préparations qui servent à faire des frictions ou que l'on applique simplement sur la peau.

Huile camphrée.

Camphre...............	50 grammes.
Alcool	quantité suffisante pour dissoudre le camphre.
Huile d'olive............	450 grammes.

Réduire le camphre en morceaux, le triturer en versant l'alcool, puis verser peu à peu l'huile, en remuant.

Liniment chloroformé.

Chloroforme................	10 grammes.
Huile	100 grammes.

Agiter.

Pommades. — Préparations de consistance molle, composées de substances médicamenteuses et d'axonge, ou d'un autre corps gras. L'axonge, qui rancit rapidement dans les pays chauds, est remplacée par la vaseline.

Pommade iodoformée.

Iodoforme..................... 3 grammes.
Vaseline..................... 30 grammes.
> Mêler.

Pommade boriquée.

Acide borique................ 4 grammes.
Vaseline..................... 30 grammes.
Triturer l'acide borique et mêler à la vaseline.

Pommade au sous-nitrate de bismuth.

Sous-nitrate de bismuth....... ·5 grammes.
Vaseline..................... 30 grammes.
Triturer le sous-nitrate de bismuth et mêler à la vaseline.

Pommade à l'oxyde de zinc.

Oxyde de zinc................ 3 grammes.
Vaseline .... 30 grammes.
> Mêler.

Pommade soufrée.

Fleur de soufre............... 2 grammes.
Vaseline..................... 30 grammes.
> Mêler.

Bains médicinaux. — Ce sont des bains ordinaires dans lesquels on a dissous des substances médicamenteuses.

Les bains entiers ou grands bains se composent de 250 à 300 litres d'eau et de substances aromatiques, émollientes ou minérales.

Bain d'amidon.

Amidon.................... 200 grammes.

Délayer dans deux ou trois litres d'eau et verser peu à peu le mélange dans le bain, en agitant.

Bain de son.

Son.............................. 1 kilo.

Faire bouillir dix minutes dans cinq ou six litres d'eau, passer et
mélanger avec le bain.

Bain savonneux.

Savon blanc du commerce............. 1 kilo.

Faire dissoudre dans cinq litres d'eau chaude et verser dans le bain.

Bain gélatineux.

Colle de Flandre............... 500 grammes.
Eau chaude.................. .   10 litres.

Faire dissoudre et verser dans le bain.

Bain de sel.

Faire dissoudre dans le bain 5 kilos de sel commun.

Bain alcalin.

Carbonate de soude............ 250 grammes.

Bain de Vichy.

Bicarbonate de soude.......... 500 grammes.

Bain sulfureux.

Se prépare avec le trisulfure de potassium appelé aussi
sulfure de potasse, polysulfure de potassium, foie de
soufre.

Trisulfure de potassium....... 50 à 500 grammes.
Eau chaude.................. 200 grammes.

Filtrer avant de verser dans le bain.
(Baignoire de bois, de zinc ou de fonte émaillée.)

Les bains partiels comprennent les bains de pieds ou
pédiluves, les bains de mains ou manuluves et les bains
de siège.

Bain de pieds sinapisé.

Farine de moutarde........... 150 grammes.
Eau à *40 degrés*............. 10 litres.

L'eau ne doit pas être à une température trop élevée afin que le principe actif de la moutarde ne soit pas neutralisé.

Dans les manuluves et les bains de siège on fait usage de l'eau simple ou additionnée de substances émollientes ou antiseptiques.

La composition d'une pharmacie portative que nous donnons ci-contre comprend les médicaments absolument nécessaires. Les quantités indiquées suffiront, à notre avis, pour les besoins de cinq Européens pendant six mois, c'est-à-dire que, quelle que soit la région où ces Européens résideront, il leur sera possible d'assurer à temps le remplacement des médicaments consommés.

La pharmacie de l'hôpital de Libreville fournit aux particuliers des médicaments à titre remboursable, mais l'immigrant devra toujours emporter de France une pharmacie prête à être utilisée. En cas d'urgence, les Européens habitant les régions de la Sangha ou de l'Oubanghi pourraient demander les médicaments leur faisant défaut à l'Administration de Brazzaville où d'un poste voisin de la localité où ils se trouvent.

Les médicaments et objets de pansements de la pharmacie portative seront renfermés dans une cantine en fer, installée d'une façon spéciale (casiers, compartiments), ou dans un coffre en chêne. On trouve, chez les droguistes, divers modèles de coffres à médicaments.

Il est préférable de n'employer, au moins pour contenir les médicaments dangereux, que des flacons à étiquettes vitrifiées.

Les pots à pommade seront à couvercles vissés.

Par raison d'économie, autant que pour éviter les accidents, il est absolument nécessaire de veiller à l'entretien de la pharmacie dont on dispose.

Le coffre ou la cantine contenant les médicaments doit toujours être fermé à clé.

Les récipients à médicaments devraient porter un numéro d'ordre qui serait reproduit sur l'inventaire de la pharmacie ; Nous conseillons de dresser cet inventaire et de le conserver dans un petit flacon bouché à l'émeri.

Les étiquettes des flacons doivent toujours être parfaitement lisibles. Il ne faut jamais négliger de les remplacer quand les inscriptions qu'elles portent commencent à s'effacer.

Les récipients qui renferment des substances toxiques seront l'objet de soins particuliers. Il faut toujours les remettre en place après s'en être servi et bien veiller à ce que les étiquettes blanches, rouges ou noires, portant les mots *usage externe*, *toxique*, *poison*, ne disparaissent pas.

Presque tous les médicaments peuvent être employés, actuellement, sous la forme de comprimés, ce qui permet de prendre ces médicaments sans difficulté, de supprimer des pesées délicates ou des manipulations ennuyeuses et, enfin, de réduire considérablement le volume de la pharmacie portative.

Ces avantages suffiraient amplement à les faire adopter par les colons du Congo français, s'il était certain que ces comprimés, après ouverture des boites ou des flacons qui les contiennent, pussent supporter l'action du climat pendant une assez longue durée.

Les comprimés de sulfate ou de chlorydrate de quinine, de sel de Vichy, d'antipyrine, de bichlorure de mercure, de calomel se conservent bien, paraît-il ; en est-il de même de ceux de chloral, de bromure ou d'iodure de potassium, d'extrait d'opium? On ne saurait l'affirmer.

Nous pensons, néanmoins, que les comprimés peuvent rendre de réels services à ceux qui auront à s'éloigner d'un poste ou d'un centre d'exploitation et à demeurer isolés pendant une ou plusieurs semaines.

MESURES POUVANT ÊTRE UTILISÉES, A DÉFAUT DE BALANCES OU DE MESURES DE CAPACITÉ, POUR LE DOSAGE DES MÉDICAMENTS.

On peut employer, pour le dosage des médicaments liquides, la cuiller, le verre, la tasse ou la bouteille.

Poids pratique des diverses cuillerées de médicaments, d'après Dujardin-Beaumetz et Yvon (Formulaire de pharmacologie).

	CUILLERS		
	à bouche ou potage	à dessert ou entremets	à café
Liquides aqueux..........	16 gr.	12 gr.	4 gr.
Liquides alcooliques à 60°..	12 gr.	9 gr.	3 gr.
Potions...................	18 gr.	13 gr. 5	4 gr. 5
Sirops	21 gr.	16 gr.	5 gr.
Huiles...................	12 gr.	9 gr.	3 gr.

Une cuillérée à bouche d'eau pèse 15 gr.
— à dessert — 10 gr.
— à café — 5 gr.

Un verre à boire contient 210 à 215 gr. d'eau.
— à Bordeaux — 85 à 90 gr. —
— à Madère — 60 à 70 gr. —
— à liqueur — 20 à 25 gr. —

Une tasse à café — 110 à 115 gr. —
— à thé — 145 à 150 gr. —

La bouteille d'eau minérale (Vichy, Vals, Orezza) contient un litre d'eau.

Les médicaments à l'état de poudres ou de sels, tels que le sulfate de quinine, l'ipéca, la rhubarbe, le sous-nitrate de bismuth, etc., peuvent être mesurés avec la cuiller.

Une cuiller à café contient :

> 0 gr. 50 de sulfate de quinine non tassé.
> 3 gr. d'antipyrine.
> 1 gr. de poudre d'ipéca.
> 1 gr. de rhubarbe.
> 3 gr. 50 de sous-nitrate de bismuth.
> 3 gr. 50 de bicarbonate de soude.
> 1 gr. de magnésie calcinée.

Une cuiller à bouche contient :

> 15 grammes de sulfate de soude.
> 10 grammes d'acide borique.
> 12 à 15 grammes de graines de lin.

Il ne faudrait pas, évidemment, employer ces mesures pour les médicaments dont le dosage exige une grande précision.

DOSAGE DES MÉDICAMENTS PAR GOUTTES.

D'après Dujardin-Beaumetz et Yvon (Formulaire de pharmacologie.)

« Ce mode de dosage ne présente d'exactitude que si les gouttes sont comptées avec un tube calibré dont le diamètre extérieur est de trois millimètres. Dans ces conditions, 20 gouttes d'eau distillée, à *la température de 15°*, pèsent un gramme. »

Nombre de gouttes nécessaires pour peser un gramme :

> Alcool à 90°...................... 61
>   — à 60°..................... 52
> Ammoniaque...................... 22
> Chloroforme..................... 56
> Perchlorure de fer.............. 20
> Éther sulfurique 90
> Laudanum de Sydenham......... 33
> Teinture de belladone.......... 53
>   —   d'iode................. 61
>   —   de noix vomique........ 57

COMPOSITION D'UNE PHARMACIE PORTATIVE

NOMENCLATURE	QUAN-TITÉS	OBSERVATIONS
Acide borique	0k. 200	
Acide phénique pur	0 250	
Alcool a 90°	0 500	En deux flacons
Ammoniaque liquide	0 100	
Antipyrine	0 050	
Bicarbonate de soude	0 200	
Bromure de potassium	0 050	
Bichlorure de mercure	0 010	En dix paquets.
Calomel à la vapeur	0 005	En cinq paquets.
Camphre	0 100	
Chloroforme	0 100	
Chloral	0 020	
Chlorate de potasse	0 030	
Eau de fleurs d'oranger	0 250	
Ether sulfurique	0 060	
Fleur de soufre	0 100	
Glycérine	0 050	
Gomme arabique cassée	0 100	
Huile de ricin	0 150	
Ipéca en poudre	0 010	
Iodure de potassium	0 060	
Iodoforme	0 020	
Laudanum de Sydenham	0 060	
Moutarde en poudre	0 200	
Nitrate d'argent cristallisé	0 005	
Oxyde de zinc	0 020	
Pelletiérine	2 doses	
Perchlorure de fer	0k. 030	
Pommade mercurielle	0 060	
Pommade belladonée	0 060	
Poudre de quinquina	0 200	
Rhubarbe de Chine en poudre	0 020	
Racine d'ipéca	0 020	
Santonine	0 005	
Sous-acétate de plomb liquide	0 090	
Sous-nitrate de bismuth	0 200	
Sulfate de quinine	0 125	
Sulfate de zinc	0 005	
Sulfate de soude	0 500	
Teinture de belladone	0 010	
Teinture de cannelle	0 100	
Teinture d'iode	0 100	
Teinture de quinquina	0 200	
Taffetas chiffon	1 paquet	
Vaseline	0k. 200	En deux pots
Bandes en toiles de 5/0,05	2 paquets	
Bandes en gaze de 5/0,10	2 paquets	
Compresses en toile (grandes)	2 paquets	
Compresses en gaze (grandes)	2 paquets	
Coton hydrophile	0k. 250	En dix paquets
Sparadrap diachylon	0 mèt. 50	
Sparadrap vésicant	0 mèt. 50	
Compte-gouttes	trois	
Lampe à alcool	une	
Capsule en porcelaine avec manche	une	
Mortier en cristal avec pilon	un	
Verre gradué	un	
Epingles	0k. 050	
Trébuchet	un	
Solution pour injections hypodermiques de quinine à 1/10.	0k. 020	
— — — de morphine à 1/100	0k. 020	
Serum antivenimeux	5 doses	

CHAPITRE VI

DÉSINFECTION ET DÉSINFECTANTS

Appelé à vivre au milieu de populations qui n'ont pas le moindre souci des exigences de l'hygiène et chez lesquelles des affections contagieuses existent déjà (variole) ou peuvent éclater (peste, choléra), l'immigrant doit être bien pénétré du rôle important que joue la désinfection au sujet de la préservation des maladies.

La désinfection a pour but, en effet, de détruire les germes contagieux ou d'en arrêter la multiplication. Elle peut intéresser les locaux d'une habitation, les objets d'ameublement, les vêtements et les objets de literie, les personnes et, enfin, les déjections.

Le mode de désinfection varie selon la nature des objets à désinfecter et, autant que possible, les substances employées ne doivent pas détériorer les objets soumis à leur action.

Les principaux désinfectants sont des agents physiques ou des agents chimiques.

DÉSINFECTION PAR LES AGENTS PHYSIQUES

L'aération est plutôt un moyen d'assainissement. Nous avons dit au sujet de l'hygiène du logement que l'habitation doit être orientée de façon que les locaux qu'elle comprend soient balayés par la brise.

Le flambage consiste à promener la flamme d'une

torche sur les parois de l'objet à désinfecter. Ce procédé ne peut, évidemment, s'appliquer qu'à des objets en fer de peu de valeur, ou à des objets en bois suffisamment épais (chalits en fer, ustensiles de cuisine, matériel d'exploitation).

La vapeur d'eau. — L'emploi de la vapeur d'eau surchauffée demande une installation spéciale (étuve), mais on peut immerger les objets à désinfecter dans de l'eau maintenue en ébullition pendant deux ou trois heures (vêtements en coton ou en toile, draps de lit, couvertures de coton, linge de table ou de cuisine). Ce procédé ne convient pas aux tissus de laine.

Il n'est pas prudent de désinfecter des vêtements contaminés dans un four qui sert à la cuisson du pain.

DÉSINFECTION PAR LES PROCÉDÉS CHIMIQUES

Les agents chimiques sont nombreux mais, parmi eux, beaucoup ne sont plus considérés comme des désinfectants, ce sont plutôt des désodorants, le thymol, par exemple, le sulfate de fer, le sulfate de cuivre. Il est utile, néanmoins, de les employer.

Les substances chimiques dont le pouvoir désinfectant n'est guère contesté sont : l'acide sulfureux, l'acide hypoazotique, l'acide phénique, le chlore, le chlorure de chaux et la chaux.

La désinfection par les vapeurs sulfureuses ne peut être pratiquée que dans des locaux fermés hermétiquement.

On mesure la capacité de ces locaux et l'on emploie par mètre cube 30 grammes de soufre en canons concassé.

Les meubles sont laissés dans les appartements où l'on peut également suspendre les objets de literie et les vêtements.

Le soufre est déposé dans des récipients en fer ou en terre cuite, de la contenance d'un litre environ, on l'arrose avec du pétrole ou de l'alcool que l'on enflamme.

Les locaux sont laissés fermés pendant 36 ou 48 heures.

Quand l'opération est terminée, on lave à fond toutes les parties des locaux.

« S'il n'existe pas de locaux pouvant être hermétiquement clos, on peut improviser un appareil à désinfection à l'aide de deux barriques défoncées, renversées l'une sur l'autre. Celle de dessous est garnie de sable sur lequel on fait brûler le soufre. Celle du haut est munie de rayons servant à suspendre les objets à désinfecter » (Service de Santé du Tonkin. — *Instruction pour la prophylaxie du choléra*, année 1889).

Les cases en bois ou en paillottes et les cabinets d'aisances seront désinfectés par badigeonnages avec des solutions antiseptiques.

Solutions antiseptiques.

1	Bichlorure de mercure...........	1 gramme.
	Sel marin......................	100 grammes.
	Eau...........................	2000 grammes.
2	Sulfate de cuivre...............	20 grammes.
	Acide sulfurique................	40 grammes.
	Eau...........................	1000 grammes.
3	Chlorure de chaux..............	50 grammes.
	Eau...........................	1000 grammes.

Le lait de chaux est un bon désinfectant.

Enfin, le plus parfait de tous les moyens de désinfection est l'incinération. Nous conseillons de l'employer chaque fois qu'il ne sera pas très coûteux et de l'appliquer, surtout, aux vêtements et aux linges qui auront été souillés par les déjections des malades.

Les personnes qui seront obligées d'être en contact

avec les malades prendront, pour éviter la contamination, les précautions suivantes :

Lavage et brossage des mains dans la solution de bichlorure de mercure à 1 pour 2000.

Lavage de la barbe et des cheveux qui seront portés courts.

Changer de vêtements de dessus en sortant du local où se trouve le malade.

———

CHAPITRE VII

Après un séjour de plusieurs années dans la Colonie, l'immigrant devra se mettre en garde contre les inconvénients qui peuvent résulter, pour sa santé, du passage assez rapide d'un climat chaud dans un climat tempéré.

L'importance de ces inconvénients dépendra :

1° De l'époque de l'année à laquelle s'effectuera le voyage de retour au pays natal ;

2° De l'état de santé de l'immigrant au moment où il quittera la Colonie.

Il y a aussi des considérations hygiéniques qui, dès le début du voyage de retour, intéressent particulièrement ceux qui résident dans les régions de l'intérieur du Congo.

D'une façon générale, il sera bon, jusqu'à l'arrivée en France, de faire usage de la quinine préventive à la dose de 0 gr. 20 à 0 gr. 25 chaque jour.

Sur le paquebot, éviter de s'exposer au soleil ; si l'on descend à terre, prendre le casque jusqu'à l'escale de Dakar et même n'abandonner cette coiffure qu'après le passage à Ténériffe.

Pendant la traversée de Libreville à Dakar, ne jamais coucher sur le pont sous prétexte que la chaleur est trop forte dans les cabines. Sacrifier plutôt une partie du repos de la nuit, se promener dans les coursives ou sur le pont, en se couvrant suffisamment, ou bien s'étendre sur un des coussins de la salle à manger ou du fumoir. Il est rare que vers minuit on ne se rende pas compte de l'imprudence qu'on eût commise en s'endormant, en plein air, sur une chaise longue, et qu'après avoir rejoint sa couchette on n'y reste pas jusqu'au lendemain matin.

Lorsque le retour en Europe a lieu au moment de la saison d'hiver, il faut, aussi bien que possible, se garantir du froid qui, ordinairement, commence à se faire sentir peu de temps après le départ de Ténériffe et quelquefois entre Dakar et Santa Cruz ou Las Palmas.

L'immigrant pouvant n'être à même ni de prévoir l'époque précise à laquelle aura lieu son rapatriement ni de choisir le moment où le voyage serait, pour lui, le plus favorable, nous lui conseillons, s'il quitte la France en été, de songer à emporter des vêtements d'hiver. S'il n'est pas trop négligent, il pourra conserver ces vêtements intacts pendant toute la durée de son séjour dans la Colonie.

A celui qui est susceptible des bronches, du foie ou des intestins ou qu'un long séjour a notablement fatigué et anémié et dont l'état de santé ne s'est pas sensiblement modifié pendant le voyage en mer, nous recommandons de rester, quelque temps, dans le midi de la France.

L'immigrant qui rentre comme convalescent d'une affection grave telle que la fièvre bilieuse hématurique, s'il n'a pas été hospitalisé, demandera au médecin de lui indiquer les précautions particulières qu'il devra prendre, le traitement qu'il y aura lieu, pour lui, de suivre pendant la traversée et, enfin, s'il sera dans l'obligation de s'arrêter en Algérie ou de séjourner dans le midi.

Quand le fonctionnaire ou le colon qui retourne en Europe habite, au Congo, une station de l'intérieur, il se trouve, en un temps relativement court, transporté d'un milieu où une vie active, non exempte, toujours, de préoccupations et de fatigues, a été soutenue par une pauvre chère, dans un milieu où les loisirs ne sont guère interrompus que par les agréments de la table. L'estomac prend une sérieuse revanche du long carême qu'il a subi. Les épargnes, faites malgré soi, pour ainsi dire, corrigent, s'il le faut, l'ordinaire à bord du paquebot et servent aussi, au chef-lieu où l'on séjourne, quelquefois une semaine ou deux, à favoriser des infractions aux règles de l'hygiène que nul motif ne saurait légitimer.

De ce surmenage des fonctions digestives, de ces imprudences inexcusables, il résulte des indispositions plus ou moins graves, telles que de l'embarras gastrique, de la congestion du foie et de la diarrhée, ou bien des accès de fièvre et, assez fréquemment, une atteinte de fièvre bilieuse hématurique.

Ces accidents, en dehors des conséquences fâcheuses qu'ils peuvent avoir pour l'intéressé, immédiatement ou peu de temps avant l'arrivée en Europe, amènent trop facilement à conclure que Libreville est un des points les plus malsains de la Colonie.

Le fonctionnaire ou le colon qui, pendant deux, trois ou quatre années, aura, dans la région de la Sangha ou de l'Oubanghi, vécu la vie de la brousse et oublié le goût du pain et du vin devra posséder assez de force de caractère pour résister aux tentations gastronomiques qui se présenteront au début de son voyage de retour. Il usera avec beaucoup de modération du vin, du cidre, de la bière, du champagne, du cocktail, des préparations culinaires de digestion peu facile et, enfin, de la glace.

Les occasions de fatigue, les courses à terre, aux heures chaudes de la journées seront évitées.

Enfin, nous recommandons aux colons qui auraient l'intention, pendant leur séjour en France, de faire usage des eaux de Vichy, de Vals, de la Bourboule, etc., de ne se rendre dans l'une ou l'autre de ces stations thermales qu'après avoir consulté un médecin et s'être reposés un mois, au moins, si leur état de santé était assez satisfaisant au moment de leur débarquement, et deux ou trois mois s'ils ont été rapatriés comme convalescents.

CHAPITRE VIII

Ananas cultivé (Igouou, nom M'pongoué). — *Ananassa vulgaris, broméliacée.*

Cette plante pousse avec la plus grande facilité au Congo, malheureusement sa culture n'est l'objet d'aucun soin de la part des indigènes, aussi les fruits qu'elle produit sont-ils souvent de qualité médiocre, à Libreville du moins.

L'ananas est surtout abondant dans certaines parties du Mayumbe et dans la région de Brazzaville.

C'est un fruit excellent que l'on mange au naturel ou apprêté avec du vin, du rhum et du sucre ; on en fait également des confitures et des tartes. Son suc sert à préparer une limonade employée pour combattre les affections inflammatoires bilieuses.

De la pulpe fermentée on retire du vin et un alcool dont la saveur est très fine.

Les fibres des feuilles sont textiles.

Arachide (Mbenda, nom M'pongoué). — *Arachis hypogea, légumineuse.*

L'arachide, importée du Brésil, croît aisément au Congo où, parfois, elle se propage d'elle-même, les graines mûres germant sur place. Elle s'accommode des terrains sablonneux, mais préfère les terres humides et riches en humus. Sa culture qui est facile n'est pas encore très répandue dans la Colonie.

C'est une plante annuelle, herbacée, d'une hauteur de 50 à 60 centimètres. Les fleurs sont jaunes, disposées par paires à l'aisselle des feuilles. Le fruit est une petite gousse grisâtre, de 4 à 5 centimètres de longueur, contenant trois graines au maximum. Ces graines, de couleur violet foncé à l'extérieur, renferment de 45 à 50 % d'huile comestible, quand on l'extrait à froid. Cette huile est à peu près incolore, d'une saveur agréable. L'huile obtenue par l'intervention de la chaleur présente une coloration foncée, une saveur et une odeur désagréables, elle est impropre à l'alimentation (De Lanessan *Les plantes utiles des Colonies françaises*).

Dans les préparations pharmaceutiques, l'huile d'arachides remplace l'huile d'olive ou l'huile d'amandes douces.

Les graines fraîches ont une saveur qui rappelle celle du haricot vert; quand elles sont grillées cette saveur est analogue à celle de la noisette.

Arbre à ouate (M' fuma, nom Congolais) *Eriodendron anfractuosum, Malvacée.*

Grand arbre dont le tronc atteint 15 mètres sous branches. Les feuilles sont palmées, les fleurs grandes, jaunâtres. Le fruit est une capsule à cinq loges. Les graines sont enveloppées dans une laine dense, employée comme ouate (De Lanessan).

Feuilles émollientes; écorce vomitive.

Arbre à pain. — *Artocarpus incisa, Ulmacée.* Arbre importé.

Cet arbre, qui s'est bien acclimaté dans la Colonie, se rencontre dans quelques localités du Gabon et, surtout, à Libreville. Sa hauteur est de 10 à 15 mètres, son feuillage, à larges et profondes dentelures, est caractéristique.

Le fruit est sphérique, de la grosseur d'un fromage de Hollande. Cueilli quelque temps avant sa maturité complète, ce fruit est féculent, on le mange cuit au four, ou bouilli ; on peut aussi le couper par tranches et le manger frit comme la pomme de terre.

Le chaton des fleurs mâles peut servir d'amadou.

En laissant épaissir le suc laiteux, que le tronc laisse exsuder en abondance quand il est incisé, on obtient une glu excellente,

Arbre de cythère. — *Spondias dulcis, Térébinthacée*. Arbre importé

Cet arbre est encore peu commun. Les fruits sont en grappes, oblongs, ovales, un peu moins gros qu'un citron. La pulpe est juteuse, mais sa saveur térébenthinée ne plaît pas à la plupart des Européens.

On peut faire des confitures avec les fruits.

Les feuilles sont comestibles comme l'oseille.

Atanga (nom M'pongoué). — *Canarium edule, Térébinthacée*.

Cet arbre, qui mesure 8 à 10 mètres de hauteur, est très commun à Libreville. Les fruits réunis en grappes sont de couleur rose d'abord, puis rouge et, enfin, violet foncé quand ils sont arrivés à maturité. On les mange bouillis à l'eau. La pulpe est acide, onctueuse, mais fade, on en relève la saveur avec un peu de sel.

Cet aliment ne plaît généralement pas aux Européens les premières fois qu'il leur est présenté, mais ils s'y habituent facilement et quelques-uns en deviennent même friands.

Avocatier. — *Laurus persea, Lauracée.* Arbre importé.

Cet arbre est, actuellement, très répandu à Libreville.

Le fruit est une baie de la forme et de la grosseur d'une belle poire, mais plus allongée et de couleur violacée ou brune ou, quelquefois, verte, à maturité.

La pulpe, qui recouvre une grosse graine à cotylédons charnus, est de couleur vert clair et a la consistance du beurre glacé. Elle est comestible et possède une saveur très délicate, douce, onctueuse, mais un peu fade. On la mange comme hors-d'œuvre avec d'autres aliments, en l'assaisonnant avec du sel, ou bien comme dessert, en l'écrasant pour la réduire en purée que l'on aromatise avec du jus de citron, du rhum ou du kirsch et y ajoutant du sucre en poudre.

La graine est très astringente ; par piqûre, elle laisse exsuder un suc qui peut servir à marquer le linge.

Ayapana. — *Eupatorium ayapana, Composée.* Plante importée.

Herbe aux serpents. Thé de l'Amazone.

Plante herbacée, vivace, à feuilles longues, lancéolées, étroites ; la nervure médiane est forte et rougeâtre.

Les feuilles d'ayapana sont employées en infusion comme stimulant, sudorifique et diurétique.

Aux Antilles, l'ayapana a été signalée comme un excellent remède contre la morsure des serpents. Le suc frais de la plante est appliqué sur la blessure et une infusion concentrée de feuilles (50 grammes par litre) est prise à l'intérieur.

Bananier. — *Musa sapientium et musa sinensis, Musacées.* Figuier d'Adam. Pomme du Paradis. Le nom M'pongoué de la banane est Kondo.

Ces espèces de bananiers, d'importation relativement

récente, fournissent la banane-pomme, la banane-figue, la banane violette et la banane musquée.

Les fruits sont des baies allongées, disposées en régimes volumineux, à pulpe farineuse et sucrée.

La banane se mange crue ou cuite au vin, ou encore frite au beurre, en marmelade, en tartes.

Les fruits de l'espèce appelée *Musa paradisiaca* sont longs de 30 à 40 centimètres, arqués et fusiformes. Ils constituent une partie importante de la nourriture des indigènes qui les mangent rôtis ou bouillis.

« Les tiges du bananier peuvent donner des fibres textiles que l'on obtient en les laminant, faisant bouillir dans l'eau additionnée d'un peu de chaux et de soude, lavant ensuite, battant et faisant sécher au soleil. On admet qu'un hectare de bananiers peut donner 3.600 kilogrammes de filasse d'une valeur de 500 francs. » (De Lanessan, *Les plantes utiles des Colonies françaises*).

Le tronc du bananier renferme de l'amidon, il peut servir à la nourriture des porcs.

L'alcool que l'on retire de la banane est de médiocre qualité.

Barbadine. — *Passiflora quadrangularis, Passifloracée*. Plante importée.

Plante grimpante à tige quadrangulaire dont les fruits, gros comme un melon ordinaire, sont oblongs, de couleur vert pâle ou vert jaunâtre, à maturité.

Les nombreuses graines que renferme le fruit sont entourées d'une pulpe très molle, acide, sucrée et douée d'un parfum délicat.

Cette plante pousse mal dans les terrains trop découverts et trop secs.

La pulpe de barbadine est rafraîchissante ; on la mange au vin ou au rhum avec du sucre, en tartes ou en confiture. La partie charnue comprise entre la peau et les graines (mésocarpe) sert à préparer d'excellentes compotes.

La racine est vénéneuse.

Dans la région de l'Ogooué et sur la côte sud de la Colonie, on cultive une barbadine dont le fruit est deux fois plus volumineux que celui de l'espèce qui existe à Libreville.

Cacaoyer. — *Theobroma cacao, Malvacée*. Arbre importé.

Cette plante peut atteindre 5 à 6 mètres de hauteur. Les fleurs placées à l'aisselle des feuilles sont petites, roses ou rougeâtres. Le fruit (cabosse) est une sorte de baie allongée, fusiforme, de 15 centimètres de longueur, en moyenne, marquée de côtes couvertes de rugosités de couleur jaune ou jaune-rougeâtre à maturité. Les graines sont ovoïdes, de couleur brune à l'extérieur, et contenues dans la pulpe du fruit qui est jaune, jaune-rougeâtre ou rouge.

Les plantations importantes qui existent déjà au Congo (Gabon, Ogooué, Cayo) sont la preuve que, non seulement, le cacaoyer croît facilement au Congo, mais encore qu'il y donne un produit de qualité supérieure, riche en matière grasse.

Le cacaoyer porte des fleurs et des fruits en toutes saisons. Il produit des fruits la quatrième année et en donne jusqu'à 25 ou 30 ans. Il lui faut un sol riche humide et profond.

Chaque arbre peut fournir 3 kilos de graines sèches.

Le chocolat est un aliment analeptique, c'est-à-dire propre à rétablir les forces des convalescents.

Le beurre de cacao, que les graines contiennent dans la proportion de 48 à 50 °/₀ (Payen), est adoucissant. On l'emploie comme cosmétique et pour la préparation des suppositoires et de quelques pommades.

Caféier. — *Coffea arabica, Coffea Liberia. Rubiacée.*

Le caféier que l'on trouve à l'état sauvage dans les forêts du Congo se rapproche de l'espèce appelée *Coffea arabica* ; il donne des fruits petits et à graines rondes.

Les nombreuses et importantes plantations qui existent actuellement dans diverses régions du Congo français sont, en grande partie, composées de caféiers de Liberia qui sont de belle venue et donnent des grains plus nombreux et plus gros que ceux du caféier indigène.

Le caféier est un arbrisseau toujours vert dont la hauteur peut atteindre 4 ou 5 mètres (*Coffea arabica*) ou 6 ou 7 mètres (*Coffea Liberia*).

Le caféier pousse bien dans une terre légère, humide mais à l'abri des inondations. Il ne craint pas trop les rayons solaires, mais il faut le protéger contre leur action, pendant la première année.

Cet arbrisseau est en rapport au bout de cinq à six ans. Il peut donner de 500 à 1.500 grammes de graines chaque année.

Le café est une boisson aromatique, tonique, excitante, c'est aussi un aliment d'épargne comme le Cola.

On emploie la décoction des graines vertes comme fébrifuge et contre la diarrhée chronique.

Le principe actif du café est la caféine.

« Les Arabes conservent soigneusement l'enveloppe pulpeuse avec laquelle, lorsqu'elle est desséchée, ils préparent ce qu'ils appellent le *café à la Sultane* ; si on l'emploie fraîche on en retire une liqueur alcoolique agréable.

« Au moyen de certaines manipulations on obtient avec les grains verts une très belle couleur verte usitée en peinture, c'est une laque verte. Avec le vinaigre on fait une belle encre verte. » (Dr E.-A. Duchesne. *Répertoire des plantes utiles du globe.*)

Canne à sucre. (Ikoko, nom M'pongoué) *Saccharum officinarum, Graminée*.

La canne à sucre n'est pas encore exploitée dans la Colonie. A Libreville et aux environs les indigènes, Gabonais ou Pahouins, la cultivent en petite quantité. Elle constitue pour eux une friandise.

La tige de cette plante est jaune, haute de 2 à 3 mètres, d'un diamètre de 3 centimètres environ. Les nœuds sont rapprochés, les feuilles larges.

Le climat, la nature du terrain, dans beaucoup de régions, favoriseraient, sans aucun doute, la culture de ce précieux végétal, au Congo français.

Les usages si multipliés du sucre en médecine et en économie domestique sont trop connus pour que nous insistions à ce sujet.

Cerisier de Cayenne. — *Eugenia Michelii, Myrtacée*. Plante importée.

Bel arbuste dont les fruits sont rouges ou violacés, de la grosseur d'une cerise et marqués de côtes saillantes.

La pulpe est acide et aromatique. La confiture faite avec ce fruit présente beaucoup d'analogie avec la confiture de cerises.

Citronnier. — *Citrus spinosissima, Rutacée* (Iloshi, nom M'pongoué des citrons). Arbuste importé.

Les fruits sont petits, arrondis, à peau fine, de couleur verte ou jaune clair, à pulpe remplie de suc acide.

Le *citrus limonum* ou limon existe à la Mission de Sainte-Marie.

Le suc du fruit est rafraîchissant, astringent et antiseptique.

Citronnelle. — *Andropogon citriodorum, Graminée*. Plante importée.

Cette plante se rencontre fréquemment dans les jardins où elle sert d'entourage aux corbeilles et de bordure aux allées.

Les feuilles longues et étroites servent à préparer une infusion aromatique très agréable. Par distillation elles donnent une huile volatile qui serait stimulante et carminative.

Cocotier. — *Cocos nucifera. Palmier.* (Owangatanga, nom M'pongoué). Arbre importé.

Palmier dont la tige atteint de 15 à 20 mètres de hauteur et que l'on trouve en assez grande abondance à Libreville. Il pousse bien au voisinage de la mer, dans les terrains sablonneux.

Le fruit se compose d'une partie extérieure fibreuse (bourre) qui sert d'enveloppe à un noyau osseux percé de trois trous et qui contient d'abord un liquide blanchâtre, légèrement acidule et sucré (lait de coco) puis, à maturité complète du fruit, une amande adhérente à la face intérieure du noyau qu'elle tapisse complètement. Cette amande creuse, dont les parois ont 1 centimètre ou 1 centimètre et demi d'épaisseur, est comestible et de goût agréable.

Le lait de coco est rafraîchissant et diurétique, mais, pris en trop grande quantité, il peut occasionner de la diarrhée.

L'amande contient 50 % d'une huile comestible quand elle est fraîche. Cette huile serait vermifuge. L'amande râpée et cuite entre dans la composition de plusieurs desserts.

Les fleurs épanouies sont pectorales, et triturées étant jeunes, elles forment une boisson agréable qui se transforme en fort vinaigre (Dr E.-A. Duchesne).

Le bourgeon terminal sert à préparer une salade très recherchée.

Le noyau peut être transformé en gourde ou en gobelet.

L'enveloppe fibreuse sert, dans d'autres colonies, à faire des cordages très résistants.

La toile naturelle disposée en filaments entrecroisés à la base des pétioles, peut être utilisée comme filtre ou comme tamis grossier.

Avec les feuilles on peut fabriquer des nattes, des paniers, des chapeaux, des éventails.

Le tronc peut servir à faire des piliers de ponts légers ou de cases pour les indigènes.

Près de la racine, le bois est très dur et susceptible d'un poli magnifique qui le fait ressembler à de l'agate ; on l'emploie en marqueterie.

Cola. — *Cola Ballayi. Malvacée.*

Arbre de 10 à 20 mètres de hauteur dont le fruit est une sorte de capsule allongée, membraneuse, de couleur grisâtre, contenant quatre à six graines.

On trouve le Cola jusqu'à 5 ou 600 kilomètres dans l'intérieur.

L'arbre est en plein rapport à 10 ans et peut donner 45 kilogrammes de graines par récolte. La noix de Cola est très recherchée par les peuplades de l'Afrique qui l'emploient à l'état sec, comme aliment, à l'état frais, comme masticatoire (De Lanessan).

La graine a une saveur sucrée, d'abord, puis astringente et légèrement amère. Elle calme la faim et permet de supporter sans grande fatigue des travaux prolongés.

La poudre de noix de cola est utile pour combattre la diarrhée chronique.

En faisant macérer les noix fraîches dans de l'alcool, on obtient une teinture que l'on peut prendre de la même façon que l'alcoolé de quinquina.

On rencontre des Colatiers à peu de distance de Libreville. Il en existe deux pieds, en rapport, dans le ravin situé derrière l'hôpital indigène (côté sud). La noix de ces arbres est rouge.

Corossolier. — *Anona muricata, Anonacée.* Arbre importé.

Le fruit, appelé corossol ou sappadille, est une baie ovoïde de couleur verte ou vert jaunâtre, couverte de pointes droites ou arquées et dont le poids peut dépasser un kilo. La pulpe est blanche, d'une saveur sucrée et acide.

Le corossol est rafraîchissant, antiscorbutique et fébrifuge.

Cueilli avant maturité, séché et réduit en poudre, on l'emploie pour combattre la dysenterie.

Les fleurs et les bourgeons sont usités aux Antilles comme béchiques (contre la toux). Les feuilles sont employées en infusion théiforme (calmant, soporifique).

Cœur-de-bœuf. — *Anona reticulata, Anonacée.* Arbre importé.

Le fruit de cet arbre est beaucoup moins gros que celui du corossolier ordinaire. Sa saveur est peu agréable. Il peut être employé comme antidysentérique.

Cotonnier. — *Gossypium barbadense, G. senarense, Malvacée*

Les indigènes appellent okondo le duvet qui recouvre les graines du cotonnier.

La plante qui croît à l'état sauvage, au Gabon, est probablement le *Gossypium senarense.* Le *Gossypium barbadense*, que l'on trouve dans beaucoup de villages est une plante de 2 à 3 mètres de hauteur, à fleurs jaunes ou rougeâtres. Le fruit est une capsule à trois ou cinq loges, qui contient de nombreuses graines, noires ou brunes, recouvertes de filaments blancs et fins (coton).

Dans la Haute-Sangha, les indigènes fabriquent des étoffes avec le coton.

Nous ignorons quelle est l'espèce de cotonnier que l'on rencontre fréquemment dans l'Ogooué et dans la région du Como.

Les fleurs de cette plante sont pectorales et émollientes.

Les graines servent à préparer des émulsions mucilagineuses et rafraîchissantes, et l'huile qu'on retire de ces graines peut remplacer l'huile d'olive dans l'alimentation.

Dartrier. — *Cassia alata*. Légumineuse.

Arbuste à fleurs jaunes, en grappes, à gousses plates que distinguent deux ailes latérales et longitudinales.

Les feuilles servent à faire un onguent d'une efficacité incontestable contre les affections herpétiques.

On peut aussi piler simplement les feuilles du dartrier et les appliquer sur la région atteinte, comme un cataplasme.

Gombeau. — *Hibiscus esculentus*. *Malvacée*.

Plante herbacée annuelle, haute de 50 centimètres à 1 mètre. Le fruit est une capsule à cinq côtes couvertes de poils rudes.

Avec les boutons ou les fruits verts on prépare des sauces ou des potages. Le fruit vert bouilli à l'eau est mangé à l'huile et au vinaigre.

Les feuilles, qui sont mucilagineuses, servent à faire des cataplasmes ou des bains émollients. La racine peut remplacer celle de la guimauve.

Avec les fleurs (calice) on peut faire des sortes de confitures qui sont très rafraîchissantes.

Goyavier. — *Psidium pomiferum*, *Myrtacée*. Arbre importé.

Cet arbre fructifie dans la deuxième partie de la saison des pluies (mars-mai).

Le fruit est une baie globuleuse de la grosseur d'une petite pomme, de couleur jaune, à maturité. La pulpe est rouge ou blanche, molle, sucrée et très aromatique ; elle contient un grand nombre de graines.

La goyave est un fruit rafraîchissant qui se mange cru et, surtout, au vin et au sucre, on en fait aussi des marmelades et des gelées.

Les racines et les feuilles sont astringentes.

L'infusion ou la décoction des feuilles est administrée dans les cas de diarrhée simple, comme tisane et en lavements, dans les cas de rectite. En injections, contre les flueurs blanches, elle remplace la décoction de feuilles de noyer.

Les rameaux et les feuilles servent à préparer des bains aromatiques.

Le bois est dur, à grain serré, il peut être employé à faire des manches d'outils.

Herbe puante. — *Cassia occidentalis, Légumineuse.*

Plante buissonneuse, de 3 à 4 pieds, dont les fleurs sont jaunes, disposées en grappes. Le fruit est une gousse étroite, aplatie, de 8 à 10 centimètres de longueur (De Lanessan).

Les graines légèrement torréfiées sont employées en infusion comme emménagogues et contre l'asthme nerveux. L'infusion des feuilles est purgative et la décoction est usitée contre les maladies de peau (De Lanessan).

La racine est considérée comme un contrepoison.

Les graines torréfiées sont employées sous le nom de *café nègre* pour frauder le café en poudre.

Hibiscus de Surate. — (Isangue, nom pahouin) *Hibiscus surratensis. Malvacée.*

Plante à belles fleurs rouges.

Les feuilles et les fleurs sont émollientes.

Le suc des feuilles teint en rouge.

Kino. — *Pterocarpus erinaceus. Légumineuse.*

Arbre de 12 à 15 mètres de hauteur qui serait commun dans la région du Como.

Les fleurs sont jaunes, en grappes solitaires ou groupées sur le vieux bois. Le fruit est une gousse membraneuse, veloutée, ondulée et épineuse au centre (De Lanessan).

Des fissures de l'écorce ou des incisions pratiquées sur le tronc de l'arbre découle le *Kino d'Afrique*.

La gomme Kino est une substance rouge vermeille quand elle est fraîche, rouge brun foncé ou noire, à cassure brillante, quelque temps après son exposition à l'air. Cette substance est employée à l'extérieur et à l'intérieur comme astringent.

Lantana. Herbe à plomb. — *Lantana camara. Verbénacée.* Plante importée.

Le climat du Gabon est particulièrement favorable à cette plante qui, à Libreville et aux environs, a envahi, en peu d'années, les haies, les jardins et les prairies. Elle porte de jolies fleurs petites, rouges, jaunes ou violacées.

Les feuilles servent à préparer une infusion théiforme sudorifique et béchique (contre la toux) et des bains aromatiques.

Liège des Antilles (Evonoué, nom M'pongoué). — *Paritium tiliaceum, Malvacée.*

Arbre haut d'une dizaine de mètres, à tronc court. La fleur est jaune, large de 6 à 8 centimètres, marbrée de pourpre. Le fruit est une capsule sèche s'ouvrant en cinq valves ; les graines sont petites, réniformes (De Lanessan).

Les feuilles sont émollientes. L'écorce, que l'on fait macérer dans l'eau pour en détacher les fibres, sert à fabriquer d'excellentes cordes. Le bois est tendre, plus foncé que celui du noyer (De Lanessan).

Maïs. Blé de Guinée (Mba, nom M'pongoué) — *Zea maïs, Graminée.*

Plante importée dont la culture est facile dans la Colonie où elle peut donner deux récoltes par an.

Le grain fournit une farine alimentaire ; les stigmates servent à préparer une tisane diurétique. Les tiges brûlées donnent beaucoup de potasse.

Manguier. (Oba cultivé des Gabonais) — *Mangifera indica. Térébinthacée.*

Le manguier existe actuellement dans beaucoup de localités du bas Congo. A Libreville, il couvre de son ombre épaisse la plupart des collines sur lesquelles s'élèvent les habitations.

La floraison de cet arbre a lieu à la fin du mois d'août ou au commencement de septembre, les premiers fruits sont mûrs vers le 15 octobre. Quelques manguiers fleurissent plus tardivement et portent encore des fruits au mois de janvier.

A Brazzaville, le manguier fleurit au commencement du mois d'août.

Ce n'est point la mangue proprement dite que produisent ces arbres, mais ce n'est pas, non plus, le véritable mango. C'est plutôt un fruit dégénéré qui, par sa saveur très délicate, parfois, son odeur térébenthinée très discrète et, enfin, le peu de filaments dont le noyau est pourvu laisse supposer que l'arbre d'où il provient a dû appartenir à une bonne espèce, mais que le climat et la nature du terrain sont intervenus pour modifier cette espèce.

Le jardin d'essai de Libreville possède une dizaine de variétés de mangues greffées (mangue divine, mangue auguste, mangue reine-Amélie).

A la Mission de Sainte-Marie et au couvent des religieuses il existe des manguiers greffés, en rapport depuis plusieurs années déjà.

Nous risquons peu d'être contredit en disant que la mangue est un fruit délicieux. Cueillie quelque temps avant sa maturité elle est mangée cuite, en compote, confite dans du sirop de citron ou en tartes qui rappellent les tartes aux pommes.

Quand elle est verte, elle entre avec les poivrons, les tomate et le piment dans la composition du rougaï.

Enfin, la mangue peut fournir un alcool de bonne qualité, à la condition que la distillation du jus fermenté soit attentivement surveillée et reprise une ou deux fois, afin de faire disparaître la saveur âcre que lui donne l'huile essentielle contenue dans l'épiderme du fruit.

La graine torréfiée est employée pour combattre les vers intestinaux. L'oléo-résine qui exsude du tronc de l'arbre est regardée comme sudorifique et antidysentérique.

La décoction des feuilles peut servir de gargarisme contre les angines.

Manioc (Ogouma, nom M'pongoué). — *Manihot edulis, Euphorbiacéc.*

Arbrisseau de 2 à 3 mètres de hauteur, à feuilles palmées ou entières, dont le fruit est une capsule à trois coques et dont les racines charnues, fusiformes, plus ou moins volumineuses, contiennent de la fécule.

Cette plante se rencontre fréquemment dans les villages autour des cases. Il existe, au Gabon, deux variétés de manioc, l'une inoffensive, l'autre amère et vénéneuse. La racine fraîche de la première variété est mangée bouillie ou rôtie sous la cendre, mais les Pahouins lui font subir une préparation particulière et l'apportent au marché de Libreville ou dans les factoreries, sous la forme de pâte roulée en bâtons de 30 à 40 centimètres de longueur et de 5 à 6 centimètres de diamètre. Cette préparation consiste à laver la racine du manioc et à la laisser macérer dans une eau stagnante (marais). La fécule que contient cette racine est, ensuite, extraite par écrasement et tassée en bâtons qui, enveloppés de feuilles aromatiques, sont mis à cuire à l'étuvée dans des chaudières de cuivre (neptunes) (Dr Paul Barret, *L'Afrique occidentale*).

La pâte de manioc ainsi apprêtée a une odeur désagréable et une saveur aigrelette. Elle constitue avec la banane rôtie ou bouillie la base de la nourriture des noirs dans la plus grande partie du Congo. Un bâton de manioc se vend 10 centimes et représente la ration journalière d'un adulte. Çinq bâtons de manioc sont échangés contre *une tête de tabac.*

Les Pères de la Mission catholique de Donghila fabriquent avec la fécule d'Ogouma un tapioca très blanc et excellent.

La plantation de manioc se fait par boutures, au commencement de la saison des pluies. La racine peut être utilisée lorsque l'arbrisseau a 18 mois ou 2 ans.

M'Bimo ou **M'Zimou**, noms indigènes. — *Mimusops M'Bimo, Sapotacée.*

Au Gabon, cet arbre se rencontre fréquemment sur le bord de la mer. Dans la région du Kouilou, il atteint de grandes dimensions.

Le fruit est petit, de couleur jaune, à maturité, la pulpe peu épaisse qui entoure le noyau contient un suc laiteux qui se coagule à l'air. Les enfants indigènes mangent ce fruit qui a une saveur douce.

L'écorce est rouge vif, astringente et laisse exsuder, en très petite quantité, une gutta-percha qui n'a pas été encore analysée. Le bois est dur, à grain très fin.

M'Bourra, nom M'pongoué (incertain) du *Tricosepha acuminata*, *Anacardiacée* (Ethüe, nom pahouin)

Cet arbre croît dans les forêts du Gabon ; on le rencontre à peu de distance de Libreville.

Les fruits sont en grappes, oblongs, ovales, de couleur rose à l'extérieur, légèrement duvetés. Ils mesurent de 5 à 6 centimètres de longueur et de 3 à 4 centimètres de diamètre. La pulpe, acidule et sucrée, est de couleur rouge vif, elle entoure un noyau dur.

Les grappes peuvent atteindre près d'un mètre de hauteur et peser jusqu'à 7 ou 8 kilos.

Les fruits du M'Bourra paraissent dans la première partie de la saison des pluies ; ils mériteraient d'être améliorés par la culture.

Mil ou **Millet.** — *Sorgho vulgare, Graminée.*

Cette graminée est cultivée par les indigènes dans le Haut-Oubanghi et dans la Haute-Sangha.

En dehors de son utilité comme aliment chez les noirs, le mil peut fournir de l'alcool dont la saveur n'est pas désagréable et avec lequel on peut fabriquer des liqueurs de table. On retire du gros mil 41 % d'alcool à 95° (De Lanessan).

N'Combo, nom M'pongoué de l'arbre à suif du Gabon. — *Myristica Kombo, Myristicacée.*

Arbre de 10 à 15 mètres de hauteur, couvert d'un duvet de couleur rouille.

Le fruit est une baie oblongue et ovale. Les graines sont administrées dans un certain nombre d'affections chroniques. Traitées par l'eau chaude, ces graines donnent jusqu'à 72°/₀ d'une matière grasse, solide, nauséeuse (De Lanessan).

N'Coula, nom M'pongoué du *Coula edulis*, *Olacinée* (Koumounou, nom Loango).

Le fruit de cet arbre ressemble, comme forme et comme grosseur, à celui du noyer. Le brou est peu épais, la coque est très dure. La graine creuse, adhérente à la coque, est de couleur blanche et possède une saveur qui rappelle celle de la châtaigne crue. L'huile que contient cette graine est comestible.

N'Djave (nom M'pongoué). — *Bassia N'Djave*, *Sapotacée*.

Les graines de cet arbre fournissent un beurre analogue au beurre de Karity ou de Galam, de couleur blanc grisâtre, d'une saveur non désagréable.

Ce corps gras, qui est comestible quand il est frais, est aussi employé en frictions contre les douleurs rhumatismales.

Le N'Djave donne une gutta-percha très résineuse.

Les arbres appelés par les Gabonais *Noungou* et *Acole ogounou* sont des *Bassia* qui présentent les mêmes propriétés que le N'Djave.

Ofoss, nom pahouin de l'*Hœmatostaphis Barteri*, *Anacardiacée*.

Arbre que l'on rencontre assez fréquemment dans la région du Como. Le fruit est sphérique, de la grosseur d'une cerise ; la pulpe est rouge, acidule et sucrée.

Les missionnaires de Donghila retirent de ce fruit un alcool dont la saveur est délicate.

Owala, nom M'pongoué du *Pentaclethra macrophylla*, *Légumineuse*.

Arbre de 15 à 20 mètres de hauteur, assez commun aux environs de Libreville, abondant dans la forêt du Mayumbe.

Le fruit est une gousse épaisse, comprimée, ligneuse, à deux valves élastiques, longue de 30 à 50 centimètres, large de 7 à 8 centimètres, contenant 3 ou 4 graines de couleur brun-marron, aplaties, de forme presque régulièrement ronde, de 3 à 4 centimètres de diamètre.

Ces graines renferment une grande quantité (49°/₀) de matière grasse, huileuse qu'on pourrait exploiter, mais qui rancit rapidement (De Lanessan).

Ogagoumé, nom M'pongoué du *Tetrapleura Thonningii, Légumineuse.*

L'écorce de cet arbre est employée en décoction comme vomitive.

La gousse est rectiligne ou arquée, indéhiscente et pourvue sur toute sa longueur de quatre ailes.

Ossani, nom indigène du *Lonchocarpus sericeus, Légumineuse.*

Arbre commun au Gabon, sur le bord de la mer.

Fleurs en grappes, gousse indéhiscente, membraneuse.

L'écorce est employée comme laxative dans les maladies des enfants. Le bois, à grain fin, dur, serré, ressemble à celui du citronnier (De Lanessan).

Oseille indigène. — *Hibiscus sabdariffa.*

Les feuilles sont rafraîchissantes, elles servent à faire des potages.

Oba, nom M'pongoué de l'*Irvingia gabonensis, Rutacée.* (Mvoueba, nom Loango.)

Les Gabonais appellent Oba le manguier sauvage.

Cet arbre est commun au Gabon et dans la forêt du Mayumbe.

Les fleurs sont en grappes, petites, odorantes, jaunâtres.

Le fruit est une drupe, comme la mangue, mais il y a peu de chair sur le noyau qui est dur.

Avec les graines pilées, on fait une pâte appelée dika ou odika.

Cette pâte, que l'on trouve parfois sur le marché de Libreville, contient une substance grasse analogue au beurre de cacao. Les indigènes l'emploient comme aliment.

Oddjenje, nom indigène du *Pentadesma butyracea*, *Clusiacée.*

Le fruit de cet arbre est charnu, à 5 loges contenant chacune une graine. Il renferme un suc résineux, jaunâtre qui s'épaissit au contact de l'air et possède une odeur térébenthinée. Les indigènes font usage de cette substance dans leur alimentation.

Oranger. — *Citrus aurantium*, *Rutacée*. Arbre importé.

Les oranges sont appelées *ilasha* par les Gabonais.

L'oranger peut atteindre 7 à 8 mètres de hauteur. Il en existe plusieurs variétés à Libreville. Arrivés à maturité, les fruits sont encore verts extérieurement. L'orange de la mission de Donghila est très grosse, dépourvue de graines et très juteuse.

Le mandarinier donne des fruits à saveur exquise.

Ces arbres poussent de semis.

L'orange est rafraîchissante. L'infusion des fleurs et des feuilles est employée comme calmante, antispasmodique.

Le Bigaradier, ou oranger amer, *Citrus vulgaris*, existe

également à Libreville. L'écorce du fruit sert à faire un sirop tonique.

Okoumé, nom indigène du *Bursera species*, *Térébinthacée*.

Cet arbre, dont la hauteur peut dépasser 40 mètres, laisse exsuder abondamment une résine molle, de couleur blanc jaunâtre, possédant une odeur qui rappelle celle de l'encens.

Cette résine sert à faire des torches.

Le bois, dont le grain est assez serré, présente une belle couleur rose.

Les indigènes creusent des pirogues dans le tronc de l'Okoumé dont le diamètre atteint, quelquefois, 2 mètres.

Oungembè, nom indigène du *Mimusops Klainii*. *Sapotacée*.

Grand arbre que l'on rencontre en assez grande quantité sur le bord de la mer, entre le cap Santa Clara et le cap Estérias. Le tronc peut atteindre 15 mètres de hauteur sous branches et un mètre et demi de diamètre.

Cet arbre fournit une gutta-percha qui renferme une forte proportion de résine, mais dont la composition exacte n'est pas encore déterminée.

Le bois est dur, à grain serré, de couleur rougeâtre, susceptible d'un beau poli.

Il paraît que le latex de l'Oungembè est donné à boire aux femmes indigènes aussitôt après les couches.

Poussa, nom indigène du *Monodora myristica*.

Arbre dont le fruit est une baie d'un volume double de celui d'une orange, qui devient ligneuse et contient, dans une pulpe épaisse, de nombreuses graines de la grosseur d'une noisette. Ces graines (muscades de Colabasch) ont une saveur un peu plus piquante que celle des vraies muscades qu'elles peuvent remplacer comme condiment.

Papayer (Ololo, nom M'pongoué). — *Papaya carica, Bixacée.*

Cet arbre est cultivé dans presque toutes les régions du Congo.

Le fruit est une baie à chair jaune pâle, de la grosseur d'un petit melon, piriforme. Les graines sont très nombreuses, petites, rondes et noirâtres.

Le suc laiteux du fruit, la poudre des graines et la racine sont usités pour combattre les vers intestinaux.

La pulpe sert à préparer des cataplasmes et à faire disparaître les taches de la peau produites par le soleil.

Les feuilles peuvent être employées pour savonner le linge. Enfin, quand on veut attendrir la chair d'un gibier on l'enveloppe dans des feuilles de papayer pendant quelques heures.

Patate comestible (Mongo, nom M'pongoué). — *Batatas edulis, Convolvulacée.*

Plante dont la culture demande certains soins. Elle se reproduit par boutures et le terrain dans lequel elle est placée doit être riche, profond et à l'abri des inondations.

La tige, herbacée, est rampante, les feuilles cordiformes ; les tubercules allongées renferment une fécule analogue à celle de la pomme de terre, mais sucrée.

Rôtie sous la cendre ou au four, la patate possède une saveur qui la rapproche du marron. Les cuisinières des Antilles et de la Guyane préparent fort bien des marrons glacés avec la patate douce et nous devons avouer que, souvent, la forme seule de ce mets trahit son origine.

Les jeunes feuilles de cette plante, cuites et hachées, peuvent remplacer les épinards.

Palmier à huile (Oïla, nom M'pongoué). — *Elœis guineensis, Palmier.*

Cet arbre, qui a une importance industrielle particulière, est très abondant au Gabon où il croît spontanément et donne deux récoltes par an.

Le palmier à huile porte de volumineux régimes placés à l'aisselle des feuilles et formés d'un grand nombre de fruits ovoïdes, comprimés, un peu plus gros qu'une amande, de couleur rouge-brun ou orange.

La pulpe fibreuse qui entoure la graine donne, par expression aidée de l'ébullition, 72 % d'un corps gras, jaune, se présentant sous la forme d'un liquide épais, c'est l'huile de palme (agali mi m'bila en M'pongoué), alimentaire quand elle est fraîche et employée, en Europe, pour la fabrication des savons.

Avec l'huile fraîche, les Gabonaises préparent le mets connu sous le nom de Nyamboué.

L'huile contenue dans la graine est blanche et comestible.

Palmier-bambou. — *Raphia vinifera, Palmier.*

Ce palmier se trouve au voisinage des cours d'eau. Ses fruits sont oblongs, recouverts d'écailles convexes. Au moment de sa floraison, il fournit, en abondance, une sève qui fermente peu de temps après qu'elle a été recueillie et se transforme en un liquide mousseux de couleur blanc-grisâtre, louche, de saveur fade, aigrelette et d'odeur légèrement sulfureuse. Ce liquide constitue le vin de palme (itoutou).

Les indigènes retirent la sève du raphia en perforant le tronc de l'arbre au voisinage du bouquet de feuilles terminales et en plaçant au-dessous de l'ouverture pratiquée, prolongée en rigole par une feuille résistante, une calebasse ou une bouteille ; les Pahouins, à l'aide d'une écorce qu'ils appellent *orvalé*, rendent le vin de palme très enivrant (Dr Paul Barret, l'*Afrique occidentale*).

Les longues feuilles du raphia vinifera servent à couvrir les cases et fournissent des fibres textiles à l'aide desquelles les indigènes fabriquent des tissus très fins et très résistants.

Quassia africana. — *Rutacée.*

Arbuste grêle qui pousse dans les terrains ombragés et humides. Les fleurs sont blanches, petites, en grappes. L'écorce est grisâtre, le bois blanc ou jaune pâle.

Cette plante que l'on rencontre fréquemment dans les forêts du Gabon, remplace avantageusement le quassia amara comme tonique, amer et fébrifuge. C'est un excellent médicament pour combattre la constipation habituelle. On peut, sans inconvénient, en continuer l'usage pendant longtemps.

Le bois, dépouillé de son écorce, est employé en macération prise chaque matin, au réveil, à la dose d'un demi-verre ou d'un verre ordinaire.

Roucouyer. — *Bixa Orellana, Rutacée.*

Arbuste de 2 à 3 mètres de hauteur dont le fruit est une capsule recouverte d'aiguillons rigides, de couleur rouge à maturité, contenant de nombreuses graines, petites, jaunes ou rougeâtres.

La pâte de roucou, matière résineuse, rouge foncé, que l'on obtient en traitant par l'eau chaude les graines écrasées, est une substance purgative qui sert également à préparer une teinture pour les étoffes.

La décoction des feuilles, prise par petites tasses, est souvent utile pour arrêter les vomissements de la fièvre bilieuse hématurique.

Ricin. — *Ricinus communis, Euphorbiacée.*

Au Congo, cette plante est un véritable arbuste. Les graines, qui contiennent l'huile bien connue, sont purgatives à la dose de deux ou trois.

Employées à l'extérieur, les feuilles sont émollientes : appliquées sur le front et la tête, après avoir été mises en macération dans du vinaigre, elles sont un réfrigérant puissant dans les céphalalgies occasionnées par l'action du soleil. Appliquées sur les seins, elles enlèvent la sécrétion du lait. La décoction, prise à l'intérieur, produirait le même effet (Dr E. A. Duchesne).

Dans l'Inde, on enduit les bois exposés à l'air avec un ciment formé d'huile de ricin et de chaux éteinte.

Dans l'Ogooué, les Kama, selon le docteur Lartique, plantent le ricin devant leurs cases pour éloigner la foudre (Dr Paul Barret).

Sani, nom indigène du *Lonchocarpus formosianus.*
Légumineuse.

Arbre très rameux, de 5 à 6 mètres de hauteur, couvert, pendant la saison pluvieuse, de magnifiques grappes de fleurs rappelant le Syringa vulgaris, par leur couleur et leur parfum (De Lanessan).

L'écorce est très astringente, les indigènes en font prendre la décoction aux enfants dans les maladies du ventre.

Sapotillier. — *Sapota achras, Sapotacée.* Arbre importé.

Cet arbre fructifie pendant la saison des pluies. Il n'en existe encore que quelques pieds en rapport, à Libreville.

Le fruit (sapotille) est de la grosseur d'un œuf de poule, oblong, de couleur gris-brun, extérieurement. La pulpe est sucrée, fondante et parfumée. Ce fruit n'est pas comestible, d'ordinaire, au moment où on le cueille, sa maturité s'achève dans le garde-manger.

Les graines, à dose modérée, sont diurétiques et employées contre la gravelle. L'écorce est astringente.

Il serait intéressant de tenter la greffe du sapotillier sur un des représentants de la famille des sapotacées qui existent au Congo. A la Guyane, les sapotilliers greffés sur le Mimusops Balata produisent des fruits volumineux et excellents.

Tabac (Takoayogo, nom M'pongoué). — *Nicotiana tabacum, Solanée.*

Cette plante est cultivée par les Batékés (région de Brazzaville). Les feuilles séchées et superposées sont transformées, par eux, en cylindres plus ou moins longs, de la grosseur d'un doigt, en général. Ces cylindres sont fortement ficelés et enroulés sur eux-mêmes.

Le tabac des Batékés est considéré comme étant de bonne qualité par les Européens qui ont eu l'occasion d'en faire usage.

En médecine, les feuilles de tabac servent à préparer des lavements irritants et sont employées en décoction concentrée pour détruire les poux du pubis.

Takahamaca rouge. — *Calophyllum Inophyllum, Clusiacée.*

Cet arbre est probablement indigène au Congo où nous en avons rencontré deux pieds, un à Libreville, un autre à Lambaréné (Ogooué). Il mesure 7 à 8 mètres de hauteur. Les feuilles sont lisses, coriaces. Les fleurs, ont une odeur suave. Le fruit est une drupe verte ou vert jaunâtre, sphérique, de la grosseur d'une petite prune, ne contenant qu'une seule graine.

Le tronc du Calophyllum Inophyllum laisse exsuder

un suc résineux, épais, visqueux qui, au contact de l'air, prend une couleur verte et est employé comme vulnéraire (Baume de Calaba, baume vert).

L'écorce serait diurétique, elle sert à faire de la pâte à papier. Des fleurs, on retire un parfum délicieux. Les graines fournissent une huile verte, d'une odeur désagréable, dont on se sert en peinture et pour l'éclairage.

On parfume les vêtements avec la noix. Le baume peut servir à enivrer les poissons (Dr E. A. Duchesne).

Le bois dur, à grain serré, est employé en charronnage.

Tulipier du Gabon (Tchiogo, nom M'pongoué). — *Spathodea campanulata, Bignoniacée.*

Arbre de 10 à 15 mètres de hauteur qui existe en grande quantité à Libreville où il orne plusieurs avenues.

Le Tulipier porte de belles fleurs rouges et jaunes qui, contuses et appliquées sur les plaies et les ulcères en favorisent la cicatrisation.

Vanille. — *Vanilla sylvestris, Orchidée.*

Cette plante, à tige grimpante et à racines adventives, croît à l'état sauvage dans les forêts du Congo où elle a été recueillie sur les indications données par les missionnaires.

Il existe, actuellement, plusieurs belles plantations de vanille, à Libreville. Les gousses produites ont de 15 à 20 centimètres de longueur et possèdent, après manipulation, un parfum très délicat.

La vanille est employée, en médecine, comme excitant. On connaît ses usages en parfumerie et en pâtisserie.

Vétiver. — *Andropogon muricatus* (*gros vétiver*), *Graminée*. Plante importée.

Le vétiver a, comme la citronnelle et le lantana, trouvé à Libreville, un terrain particulièrement favorable à sa végétation. Cette plante atteint souvent 1 m. 50 de hauteur. Les feuilles sont très étroites, rigides. La racine est chevelue, tortueuse et d'une odeur forte, *sui generis*, très tenace, d'une saveur amère et aromatique.

Dans l'Inde, l'infusion des racines est employée comme sudorifique, comme stimulant et stomachique et même comme boisson d'agrément. L'huile essentielle est employée comme parfum.

La racine sert encore à parfumer les appartements, on la met dans le linge pour en écarter les insectes.

« On en fait des nattes que l'on place devant les ouvertures des maisons et que l'on arrose dans la saison chaude. Elles répandent ainsi dans les appartements une fraîcheur aromatique. » (De Lanessan, *Les plantes utiles des Colonies françaises*).

A Libreville, le vétiver n'est utilisé que pour maintenir la terre des avenues et des routes. Il est placé en bordures le long des fossés.

PLANTES VÉNÉNEUSES

Fève de Calabar (D'jirou, nom pahouin). — *Physostigma venenosum, Légumineuse*.

Plante vivace dont le port rappelle celui du haricot et qui porte de belles fleurs colorées en pourpre, disposées en grappes. Le fruit est une gousse longue de 17 centimètres, à 2 et 3 graines ; celles-ci sont longues de 3 centimètres sur 2 centimètres de largeur et sur un et demi d'épaisseur, elles présentent une forme oblongue, subréniforme ; sur le côté arqué est creusé un sillon noir, leur couleur est brune chocolat foncé (De Lanessan).

Cette plante serait moins rare qu'on le suppose, au Gabon. Le docteur Méry visitant les tribus du haut Como constata que les indigènes possédaient des fèves de Calabar, les Pahouins les nommaient D'jirou et les disaient abondantes du côté des monts de Cristal (Dr Paul Baret, *L'Afrique occidentale*). Elle a été rencontrée, depuis, au nord de Mayumba (H. Lecomte, *Les produits végétaux du Congo français*).

La graine est un poison violent qui paralyse le cœur et les muscles de la respiration. Il est l'antagoniste de l'atropine. On l'emploie en oculistique pour faire contracter la pupille.

Franchipanier.—*Plumeria ruba, Apocynée.* Arbuste importé.

C'est le franchipanier rose qui existe à Libreville.

Les fleurs sont grandes, blanches au dehors, jaunes à l'intérieur, très odorantes.

Le suc laiteux que laisse exsuder la tige est vénéneux.

Les fleurs sont adoucissantes et servent à parfumer le linge.

Aux Antilles, on mange les fruits mûrs (franchipane).

Igongo, nom indigène du *Tephrosia Vogelii, Légumineuse.*

Plante à fleurs jaunes employée pour empoisonner les poissons. Il suffit, d'après Griffon du Bellay, de malaxer dans l'eau une poignée de feuilles. Le poisson ainsi tué n'est pas toxique. Dans le même but, les indigènes emploient également le suc d'une liane qu'ils nomment Onôno.

Laurier-rose. — *Nerium oleander*, *Apocynée*.
Arbrisseau importé.

Plante d'ornement que l'on place, habituellement, dans
les haies qui entourent les jardins. Les feuilles sont allongées, lancéolées, épaisses ; les fleurs sont roses ou blanches,
d'une odeur agréable.

Les feuilles, en décoction, sont employées pour combattre les maladies de peau chez les chiens.

Toute la plante est vénéneuse.

Médicinier (Pignon d'Inde). — *Jatropha curcas*,
Euphorbiacée. Arbre importé.

Cet arbre, dont la hauteur est de 4 à 5 mètres, se rencontre fréquemment dans les haies, au voisinage des
cases indigènes. Le fruit est une capsule à trois coques,
sphérique, de la grosseur d'une petite prune, verte
d'abord, lactescente, puis noirâtre. Les graines sont
lisses, de couleur brun foncé.

Les feuilles sont rubéfiantes. Les racines teignent en violet. La graine, nommée Pignon d'Inde, figue d'enfer,
noix des Barbades, est purgative et agit comme un violent émétique.

L'huile que renferment les graines (25 °/₀) est purgative à la dose de 10 gouttes. Ces graines sont toxiques, à
haute dose.

Icaya ou **M'boundou**, noms M'pongoué du *Strychnos Icaja*, *Loganiacée*.

Le M'boundou est un arbuste de 2 mètres de hauteur, à
feuilles opposées, elliptiques, acuminées au sommet, à
pétiole court. La racine est longue, conique, pivotante,
elle est employée au Gabon comme poison d'épreuve. Ce
poison est préparé en faisant macérer l'écorce dans l'eau
jusqu'à ce que celle-ci ait pris une teinte rougeâtre. Le

principe actif est la strychnine que l'on retrouve aussi dans les feuilles et dans l'écorce de la tige (De Lanessan).

A faible dose, le M'boudou ne détermine pas la mort, il est simplement enivrant et diurétique.

Le Strychnos Icaja est commun à Denis (Dr Paul Baret).

N'casa, nom Loango de l'*Erythrophlœum guineense* (Mancone des Portugais), *Légumineuse*.

Grand arbre à fleurs en grappes ramifiées au sommet des rameaux et dont le fruit est une gousse oblongue, aplatie, coriace, bivalve. Les graines sont entourées de pulpe. La partie active de ce végétal est l'écorce qui sert de poison d'épreuve chez les Bavilis. Elle est amère et excessivement astringente.C'est un poison du cœur d'une grande énergie (De Lanessan).

Le bois n'est pas attaqué par les termites.

Onaï ou **Iné**, noms pahouins du *Strophantus hispidus, Apocynée*.

L'Onaï est une plante grimpante, à feuilles opposées, elliptiques, oblongues, à poils rigides, à fleurs blanches parsemées de taches rouges ou violettes. Le fruit, formé de deux follicules allongés en fuseau, rigides, ressemble à une feuille de maïs roulée. Il contient une grande quantité de graines deux fois grosses comme une lentille, aplaties, oblongues et portant une belle touffe plumeuse de poils (Dr Paul Barret).

La poudre des graines sert aux Pahouins pour empoisonner les flèches.

« Les Pahouins n'ont jamais que quelques flèches empoisonnées, ils les préparent au fur et à mesure de leurs besoins, sans doute par motif de prudence. Du reste, la préparation du poison, à laquelle j'ai assisté, est aussi simple que rapide. On prend deux pierres polies, puis, entre ces deux pierres, on écrase la graine, de façon à obtenir une sorte de pâte à laquelle on ajoute un peu de salive, peut-être de graisse. Quand la pâte est prête, elle a une odeur particulière que je ne puis définir; il suffit alors d'en imprégner la flèche. Ces flèches sont faites avec des côtes de palmier, elles ont environ 20 centimètres de long, sont très résistantes et en même temps flexibles. Le Pahouin prend sa flèche et, avec l'extrémité pointue, il recueille une petite quantité de pâte. Pour en imprégner cette extrémité, il colle sur sa cuisse une feuille verte, puis, par un nouvement de rotation, très lent d'abord, il étale la pâte sur la feuille; saisissant, ensuite, la flèche entre la paume des deux mains, il lui imprime un mouvement rotatoire de plus en plus rapide, de façon qu'elle s'imprègne du poison dans une étendue de quelques centimètres. Ce dernier moment de l'opération est effrayant car la moindre piqûre, je crois, ne laisserait aucun espoir de guérison. Un oiseau de la grosseur d'un pigeon, piqué légèrement avec une de ces flèches préparées devant moi, est tombé en quelque sorte foudroyé. » (Dr Méry, *Note sur la fève de Calabar et les poisons végétaux de la côte occidentale d'Afrique.*) (Archives de Médecine navale, 1866.)

Le principe actif de l'onaï est la strophantine. C'est un poison cardiaque. Cette substance a des propriétés analogues à celle de la digitale.

Pomme poison. — *Solanum mammosum.*

Plante herbacée qui est assez commune à Libreville et aux environs. La tige et les nervures des feuilles portent des épines. Les fleurs sont petites, bleues ou blanches. Le fruit est une baie jaune, ayant la forme et la grosseur d'une pomme. Ce fruit est vénéneux.

Les feuilles peuvent servir à préparer des bains locaux et des lotions pour le traitement des furoncles ou des abcès.

Les espèces utiles représentées par les plantes potagères d'Europe qui peuvent croître dans la Colonie ne figurent pas dans l'énumération qui précède. L'immigrant trouvera dans l'intéressante brochure rédigée par M. Chalot, agent général de culture, directeur du Jardin d'essai, à Libreville, tous les renseignements concernant ces plantes et la façon de les cultiver.

M. Chalot a également fait insérer, à diverses époques (1897-1899), dans le *Journal officiel* du Congo français des articles sur le cacaoyer, le caféier, la vanille et sur des plantes à caoutchouc (Kichsia africana, Hevea guianensis, Landolphia, etc.).

La plupart des arbres fruitiers introduits, que nous avons mentionnés, ne se rencontrent, actuellement, qu'au chef-lieu ou dans quelques localités de l'intérieur. Il n'est pas besoin de faire ressortir l'intérêt qui s'attache à la propagation de ces arbres, principalement dans les régions de la Colonie pauvres en végétaux pouvant fournir à l'alimentation de l'Européen des fruits ou des légumes. Il ne faut pas perdre de vue, non plus, que les produits (fécule, alcool, gommes, résines, fibres textiles, etc.), retirés d'un assez grand nombre d'espèces fruitières, sont recherchés par le commerce ou par l'industrie. La culture de ces espèces, déjà acclimatées, est peu pénible ; en lui donnant une extension suffisante, le colon augmentera donc ses profits tout en observant les préceptes de l'hygiène alimentaire.

En terminant, nous adressons tous nos remerciements à MM. Magne, inspecteur des postes et télégraphes,

Blom, administrateur colonial, et à M. le docteur
Bresson, médecin de 2ᵉ classe des Colonies, qui ont
eu l'amabilité de nous offrir les vues photographiques
qui ornent ce travail.

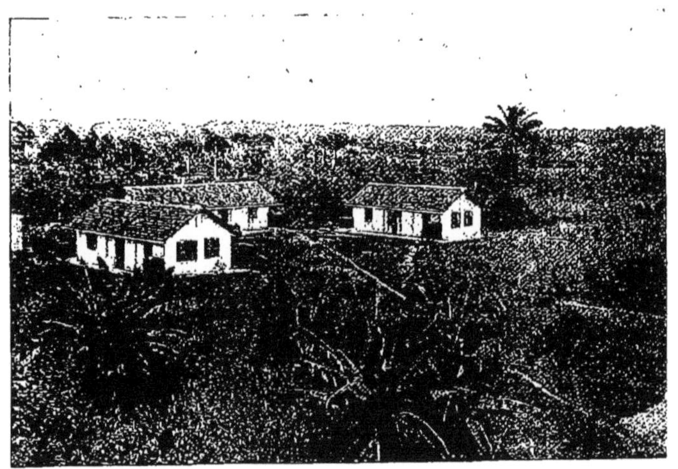

Hôpital indigène.

TABLE DES MATIÈRES

MACON, PROTAT FRÈRES, IMPRIMEURS